U0341175

皮肤病理快速诊断图谱
DERMATOPATHOLOGY
Diagnosis by First Impression

原书第3版
3rd Edition

原著 [美] Christine J. Ko　[美] Ronald J. Barr

主译 桑 红 颜文良

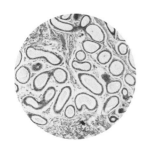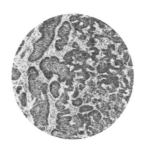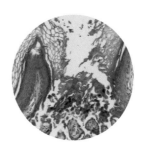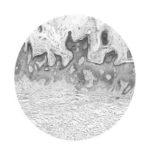

中国科学技术出版社
·北京·

WILEY Blackwell

图书在版编目（CIP）数据

皮肤病理快速诊断图谱：原书第3版 /（美）克里斯蒂娜·J·科奥，（美）罗纳德·J·巴尔著；桑红，颜文良主译. — 北京：中国科学技术出版社，2018.12

ISBN 978-7-5046-8163-8

Ⅰ.①皮… Ⅱ.①克… ②罗… ③桑… ④颜… Ⅲ.①皮肤病学—病理学—诊断学—图谱 Ⅳ.①R751-64

中国版本图书馆CIP数据核字(2018)第242260号

著作权合同登记号：01-2018-8048

策划编辑	丁亚红　焦健姿	
责任编辑	黄维佳	
装帧设计	长天印艺	
责任校对	龚利霞	
责任印制	李晓霖	

出　　版	中国科学技术出版社	
发　　行	中国科学技术出版社发行部	
地　　址	北京市海淀区中关村南大街16号	
邮　　编	100081	
发行电话	010-62173865	
传　　真	010-62173081	
网　　址	http://www.cspbooks.com.cn	

开　　本	889mm×1194mm 1/16	
字　　数	157千字	
印　　张	21	
版　　次	2018年12月第1版	
印　　次	2018年12月第1次印刷	
印　　刷	北京威远印刷有限公司	
书　　号	ISBN 978-7-5046-8163-8 / R·2329	
定　　价	198.00元	

Original title: *Dermatopathology: Diagnosis by First Impression*, 3/e

By Christine J. Ko and Ronald J. Barr

To Ulla, Anna, Jessica, and Sara who let me pursue my career while they took care of everything else. (RJB)

To Peter, Dylan, and Owen. (CJK)

Translators List
译者名单

主　译　桑　红　颜文良

副主译　陈　军

译　者　（以姓氏笔画为序）

孔庆涛　邓东灵　邓德权　任　芳　刘　芳

刘海波　李　锦　杨　瑞　张玲莉　张彩云

陈　军　陈　欢　陈培英　段媛媛　夏　霜

桑　红　董小平　惠　云　曾梅华　谢其美

楼燕凤　颜文良

Abstract
内容提要

　　本书是引进自WILEY Blackwell出版社的一部经典皮肤病理学诊断图谱。著者结合认知心理学"格式塔"理论对镜下模式进行了分类讲解。绪论部分介绍了炎症性和肿瘤性疾病的不同关注点，以帮助读者区分炎症和肿瘤。第1章讲述了低倍镜下表皮、真皮的镜下结构特点，将表皮形态分为5种模式、真皮形态分为9种模式。第2章将炎症性疾病表皮及真皮镜下结构分别分为5种模式。第3章按构成细胞种类进行分类，分为5种主要构成细胞。第4章按照表皮-真皮的镜下特点分类。第5～6章按照镜下蓝色和粉色模式分类。各章均将每种模式下的相似疾病一一列举，并对相关疾病进行了鉴别诊断，帮助读者在共性中找不同。本书按镜下直观图形进行分类汇总，不同于传统分类方式，并配有大量染色清晰的高质量彩色图片，以凸显共同模式下的不同镜下特点，便于读者学习记忆、查阅参考。本书既可作为皮肤病理学实用诊断工具书，亦可供病理科医师、皮肤病理科医师、皮肤科医师等阅读参考。

Foreword by Translators
译者前言

　　病理学是基础医学与临床医学之间的桥梁，病理诊断则是通过观测器官的大体（肉眼）改变、观察镜下组织结构和细胞病变特征而做出的疾病诊断。本书原著者Christine J. Ko及Ronald J. Barr首次将认知心理学中的"格式塔"理论应用于皮肤病理学诊断中，强调病理诊断的过程，由低倍镜到高倍镜，按照镜下形态特点进行分类，将相同皮肤病理模式的不同皮肤疾病汇总并予以鉴别，将疾病诊断简洁化。"格式塔"理论强调经验和行为的整体性，其理论核心是整体决定部分，部分依从于整体，曾在西方心理学界引起巨大轰动，如今"格式塔"理论已应用于多个领域，但用于皮肤病理学诊断尚属首次。我们选择本书进行翻译主要看重其有别于传统的病理学分类方法，从视觉角度出发，通过直观的形态学分类，为皮肤病理学诊断提供了新方法、新思路。

　　中国人民解放军东部战区总医院（原中国人民解放军南京总医院）皮肤科是江苏省皮肤病学创新团队，南京市医学重点学科，原南京军区皮肤病中心、江苏省临床医学研究中心合作单位。目前是南京大学、南京医科大学、南方医科大学博士研究生培养单位，近年获国家自然科学基金6项，发表论文200篇（其中SCI论文50篇），主编及参编专著17部，获军队科技进步奖、医疗成果奖及省部级奖励5项。此次翻译集全科室同事的共同努力，本着忠于原著的原则，字字斟酌，一丝不苟，并查阅了大量相关书籍，旨在获得最契合原著者原意的中文表达。希望通过翻译团队的共同努力能为读者呈现出高质量的作品，书中如有欠缺之处，敬请各位同道批评指正。

Foreword by Authors
原著前言

本书搜集了一系列常见皮肤病从低倍镜到高倍镜视角的病理图片，并重点强调了疾病的鉴别要点，来帮助临床医师快速掌握疾病的病理特点。俗话说，一图胜千言，所以我们仅用了很简短的文字描述来介绍病理图片中的鉴别关键点。

本书可作为皮肤病理学教材的补充及参考工具书，书中的图片亦可作为资深病理医师的考试测试题使用。本书的主要分类基于"格式塔"理论，而不是病因学分类或传统分类。与正确诊断无关的相似镜下表现往往更具欺骗性。本书也适用于皮肤病理学的初学实践者，书中包含很多常见病（如日光性角化病、基底细胞癌），可以让初学实践者轻松且高效地学习，并乐于坚持下去。

Contents
目　录

绪　论（Introduction）

第1章 低倍镜下形态（Shape on Low Power）

第2章 格式塔：发疹/炎症（Gestalt: Rash/Inflammatory）

第3章　细胞类型（Cell Type）

第4章　上-下（Top-Down）

第5章　颜色-蓝色（Color-Blue）

第6章　颜色-粉色（Color-Pink）

绪 论
Introduction

随着学习的深入及对病理学的熟悉，大家可以快速地给出病理学诊断。但是得出诊断的具体方法是很难阐明的，而且不同的人得出结论的方法也不尽相同。尽管如此，区分发疹性疾病（炎性过程；图1至图3）和孤立增生物（"肿瘤"或"病变"）作为第一步，这一点至关重要。当然，关注显著的病理特点并给出一系列鉴别诊断也很重要。根据经验，第二步为发现"显著"的病理特点（即来源是哪里）。图谱中的疾病按照镜下特点分类。值得一提的是，这种分类方法极其简洁，图1中的两个主要部分（肿瘤与炎症）有重叠。例如，透明细胞棘皮瘤在结构上可以模仿银屑病，真菌病可以表现为皮炎，上皮样肉瘤可以与栅栏状肉芽肿混淆。

认知心理学的关键概念是在视觉识别过程中发挥作用，对大脑处理视觉信息的方式有一些了解，这有助于训练眼睛的观察力（表1）。图形-背景分离，大脑专注于感知到的图形，往往会忽略背景。因此，看显微镜下切片时，给出诊断的第一步是训练大脑准确识别最重要的镜下特征（"图"）。为了理解视觉刺激，大脑也会自动组织信息。在其他条件相同的情况下，具有相似镜下特点的疾病将被归纳在一起，联系密切的疾病将被归纳在一起，被认为具有相似颜色/纹理或共同表象（"共同区域"）的疾病将被归纳在一起。其他一些线索，如取材部位（图4）和明显的病理特征缺失（图5和表2）也有提示意义。

表1　皮肤病理学中与认知心理学相关的视觉识别

皮肤病理学		认知心理学概念
低倍镜（2×/4×目镜）	• "肿瘤" VS "发疹" –结构 –取材部位 –细胞类型	• 格式塔 –图形-背景分离 –分组
高倍镜（10×/20×/40×目镜）	• 确认细胞类型和形态学 • 结构细节	• 细节分组 –相似性 –接近性 –同域性

Dermatopathology: Diagnosis by First Impression, Third Edition. By Christine J. Ko and Ronald J. Barr.
© 2017 John Wiley & Sons, Ltd. Published 2017 by John Wiley & Sons, Ltd.
Companion website: www.wiley. com/go/ko/dermatopathology3e

一、肿瘤与发疹
Tumor versus rash

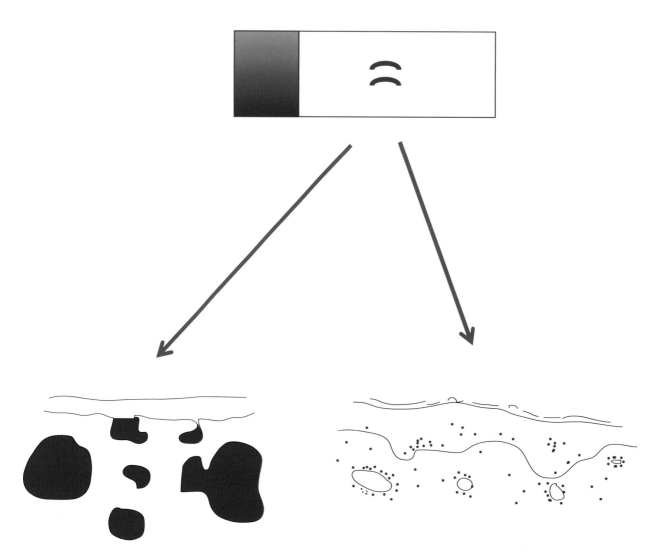

肿瘤/增生

- 位置（图2A）
- 结构（图2B；见第1章）
- 细胞类型（图2C、D；见第3章）
- 其他提示，包括颜色（见第4～第6章）

发疹/炎症性增生（见第2章）

- 表皮病变（图3A）
- 炎症分布（图3B）
- 细胞类型（图3C）
- 其他提示（见第3～第6章）

⊙ 图1　切片格式塔印象

- 评估切片重要的初始要点是判断类型：肿瘤/增生或发疹/炎症性增生

注意： 在一些病例中，肿瘤或炎症性增生不一定明确（比如蕈样肉芽肿，皮肤T细胞淋巴瘤的亚型，以及模仿鳞癌表皮增生的深部真菌感染）

二、肿瘤病变位置
Tumor location

表皮

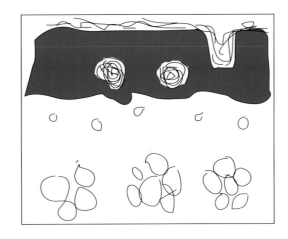

真皮

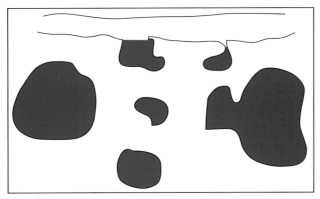

皮下组织

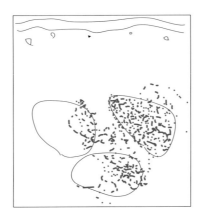

⊙ 图2（A） 肿瘤的位置

- 对于肿瘤/增生需考虑的重要特征包括位置（A）、结构（B）、细胞类型（C）、良恶性（D）。观察时要注意关注蓝色区域（图形-背景分离；分组）

三、表皮病变模式
Epidermal architecture

规则棘层肥厚

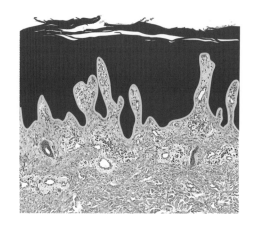

小叶增生

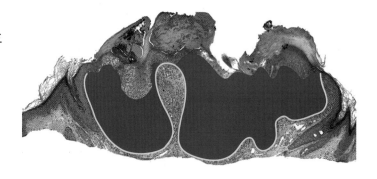

中心孔

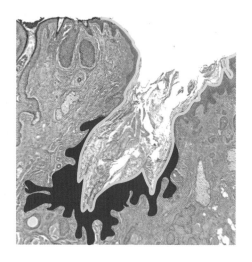

⊙ 图2（B）　表皮肿瘤/赘生物的结构

四、真皮病变模式
Dermal architecture

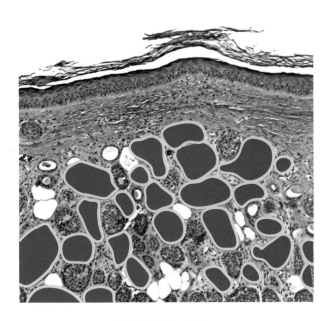

圆形岛屿条索状

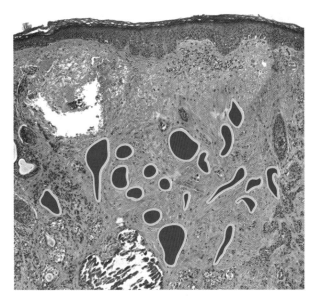

管状和逗号样

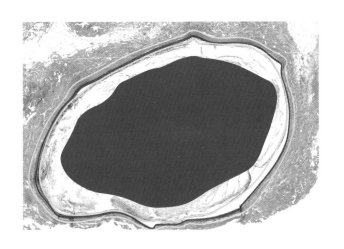

套袖样

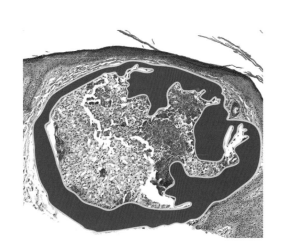

乳头状突出

⊙ 图2（B）　表皮肿瘤/赘生物的结构（续）

• 真皮肿瘤可有多种结构模式

注意： 良性肿瘤常对称且边界清楚，恶性肿瘤可为不对称且呈浸润性

绪 论

息肉状的
（圆顶状的）

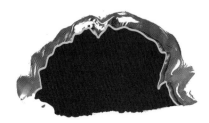

方形/矩形

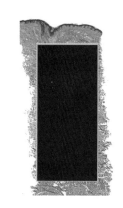

栅栏样

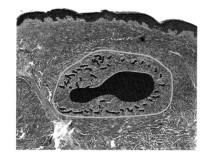

脓肿上方的假
上皮瘤样增生

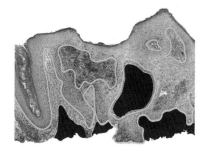

⊙ 图2（B） 表皮肿瘤/赘生物的结构（续）

绪 论

五、肿瘤细胞类型
Tumor cell type

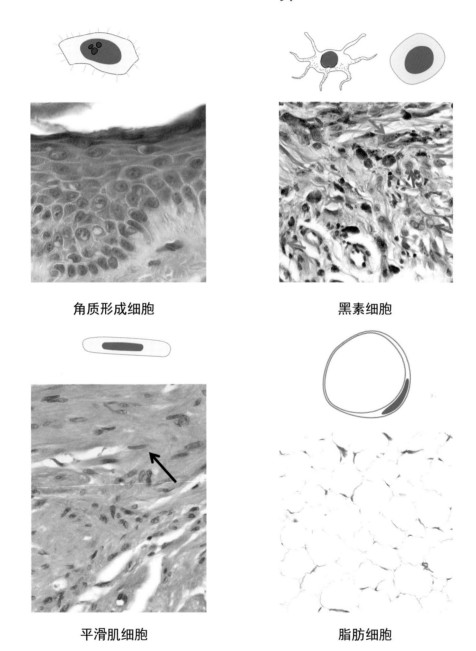

⊙ 图2（C）　不同的肿瘤主要由某一特定的细胞类型组成

- 角质形成细胞：矩形或者多边形，细胞间桥，圆形细胞核及小核仁
- 黑素细胞：可能呈巢状/簇状；新生黑素细胞（红色箭）：小核仁，假性核内容物或黑素沉着；树突状黑素细胞（绿色箭）：从细胞中心向外延伸的淡染的胞质
- 平滑肌细胞：纺锤状，含丰富胞质，核周有明显的空泡，雪茄样细胞核
- 脂肪细胞：胞核受挤压紧贴薄层胞膜

绪　论

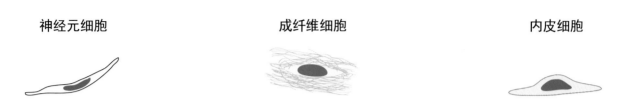

神经元细胞　　　　　　　　成纤维细胞　　　　　　　　内皮细胞

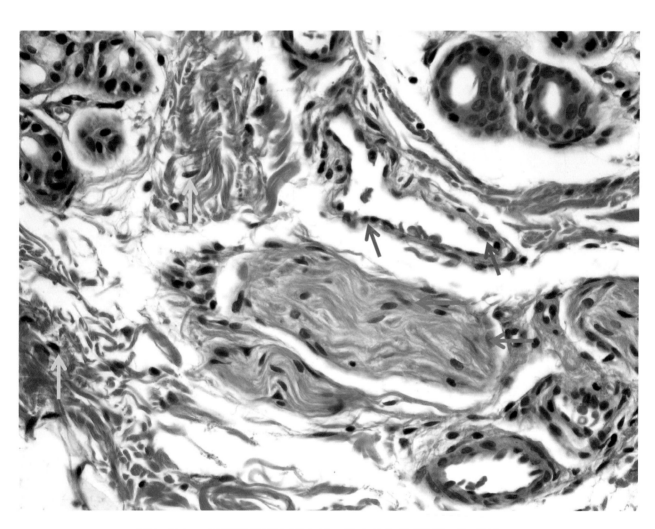

⊙ 图2（C）　　不同的肿瘤主要由某一特定的细胞类型组成（续）

- 神经元细胞：纺锤状细胞伴锥形细胞核，粉色胞质（绿色箭）
- 成纤维细胞：纺锤状细胞伴卵圆形细胞核（黄色箭）
- 内皮细胞：蓝色细胞核围绕血管腔（红色箭）

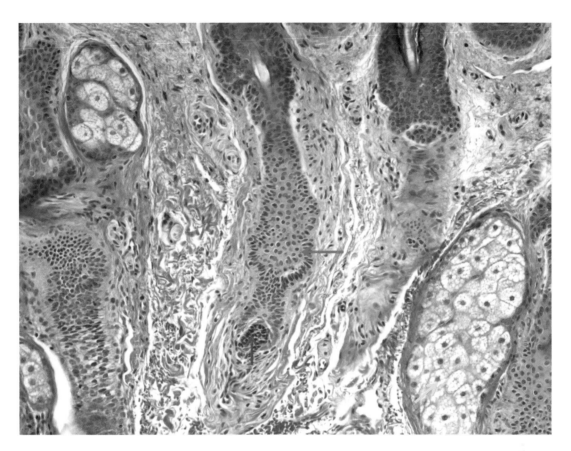

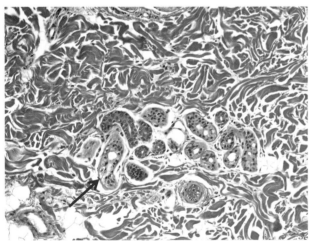 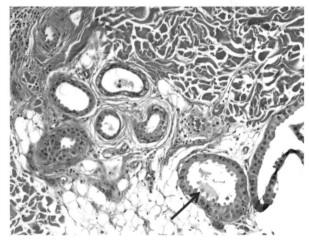

⊙ **图2（C）** 不同的肿瘤主要由某一特定的细胞类型组成（续）

- 毛囊：毛母质细胞为圆形至卵圆形，蓝色深染（红色箭）；外毛根鞘细胞为浅粉色（绿色箭）
- 皮脂腺细胞：泡沫样细胞质（黄色箭），中央细胞核可能为星形（扇形）
- 外泌汗腺和导管：腺体有清晰的细胞核（蓝色箭）；导管有嗜酸性粉色角质层
- 顶泌汗腺和导管：腺体常表现为"断头分泌"现象（黑色箭）

六、良性与恶性
Benign versus malignant

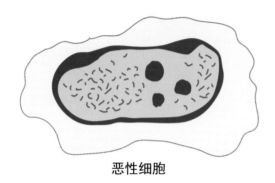

恶性细胞

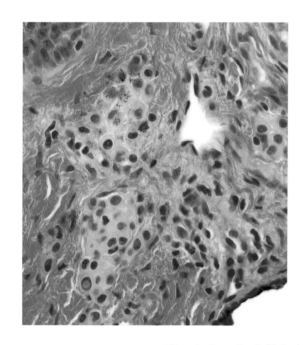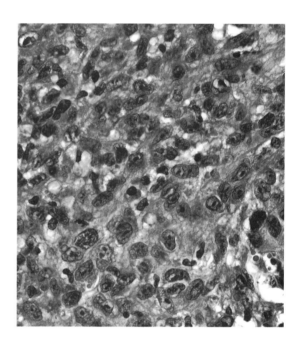

◉ 图2（D）　细胞特点在区别良恶性肿瘤中起重要作用

- 恶性细胞有核异形性：核质比增高，不规则染色质模式，不规则细胞核轮廓，不规则核仁形状及大小
- 出现原始形态细胞核提示细胞学恶性肿瘤
- 胞质特点提示分化程度：角质形成细胞（嗜酸性）、胞质透明度、黑素细胞（细小的棕色色素颗粒）

良性黑素细胞（左）		黑素瘤细胞（右）
小细胞核，丰富的细胞质		大细胞核，相对少的细胞质
光滑的细胞核边缘	**对比**	细胞核边界不规则
染色质模式特征不明显		不规则，短粗的细胞核内容物（染色质）
核仁不明显		一个或多个大、紫色的核仁

七、"发疹"——表皮的主要改变
"Rash"—key epidermal changes

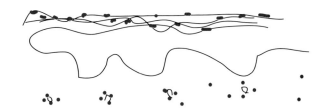

角化不全

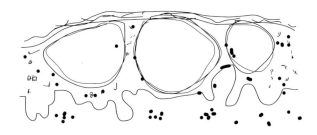

海绵水肿状的（湿疹）

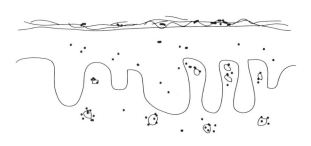

丘疹鳞屑状（银屑病）

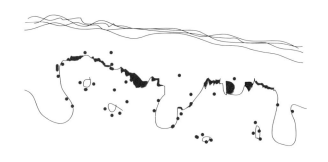

界面（空泡）

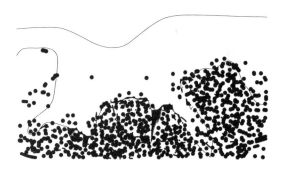

界面（苔藓样）

⊙ 图3（A） 表皮改变

"发疹"：关键思路

- 关注蓝色区域（背景；分类）
- 主要特征包括表皮改变（A）、炎症分布（B）和炎症细胞类型（C）
- 角化不全常出现在海绵状水肿和丘疹鳞屑性疾病中；干性角化不全，无浆液但伴中性粒细胞浸润提示银屑病
- 简单来说，皮炎可以归类为海绵水肿性的、丘疹鳞屑性的或交界性的

表皮改变

- 角化不全：角质层中有残留的细胞核
- 海绵水肿：细胞间隙增大，有时可有表皮内水疱
- 丘疹鳞屑状：表皮增厚
- 界面（空泡）：基底细胞的空泡，可能是多边形的（鳞状化），交界处有淋巴细胞浸润
- 界面（苔藓样）：真表皮之间的淋巴细胞致密带，伴角质形成细胞坏死

八、"发疹"——炎症分布
"Rash"—distribution of inflammation

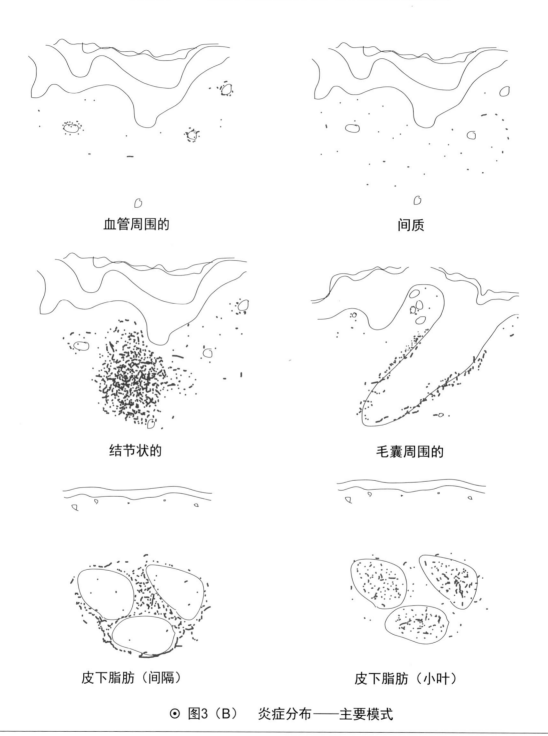

血管周围的 间质

结节状的 毛囊周围的

皮下脂肪（间隔） 皮下脂肪（小叶）

⊙ 图3（B） 炎症分布——主要模式

苔藓样变见于图3(A)

九、"发疹"——细胞类型
"Rash"—cell type

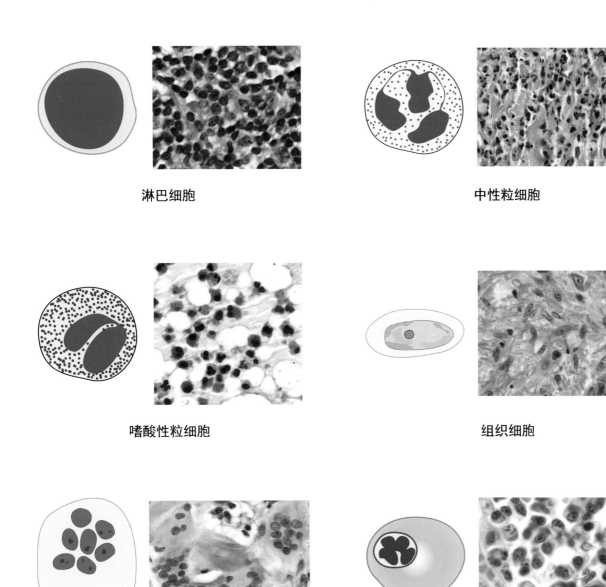

淋巴细胞

中性粒细胞

嗜酸性粒细胞

组织细胞

多核巨细胞

浆细胞

⊙ 图3（C） 炎症细胞的形态学

- 淋巴细胞：蓝色圆形核，少量细胞质
- 中性粒细胞：多叶核
- 嗜酸性粒细胞：双叶核，细胞质有亮粉红色颗粒
- 组织细胞：卵圆形核

- 多核巨细胞：一个细胞内有多个核
- 浆细胞：圆形核偏于细胞一侧，近细胞核处有一透亮区域

十、肢端皮肤
Acral skin

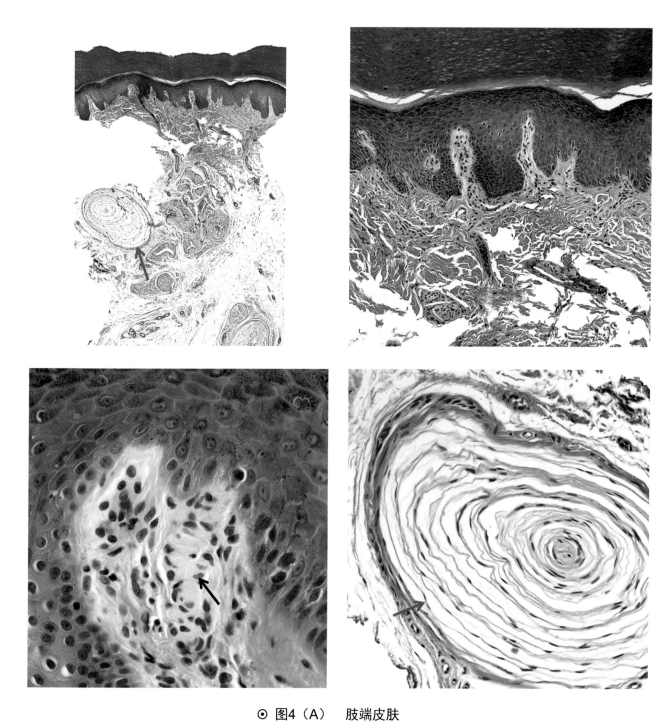

⊙ 图4（A）　肢端皮肤

特殊部位的组织结构：

• 通常可以通过训练眼睛/大脑来发现某些明确的特征

注意：Meissner小体（黑色箭）、Pacinian小体（红色箭），带有透明层的质厚角质层（绿色箭）

十一、唇　部
Lip

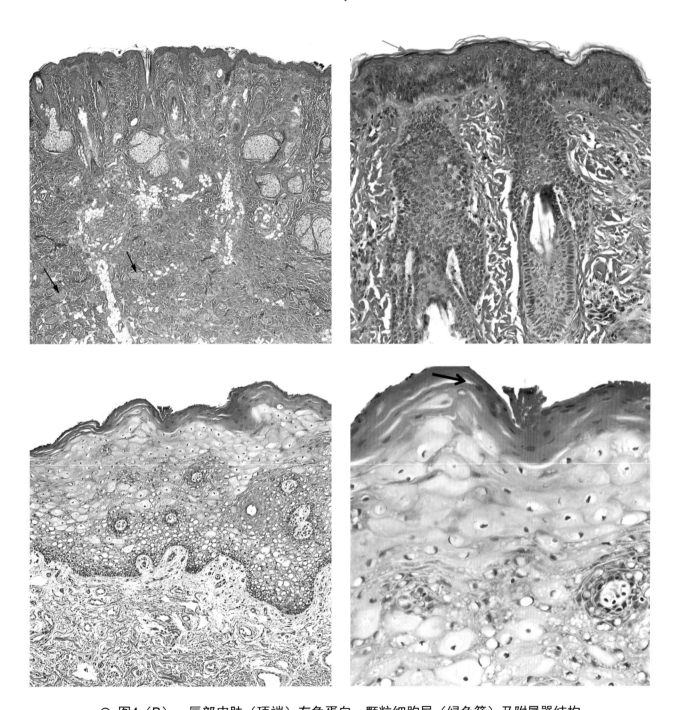

⊙ **图4（B）** 　唇部皮肤（顶端）有角蛋白、颗粒细胞层（绿色箭）及附属器结构

- 常见有骨骼肌（黑色箭）
- 正常唇黏膜（底层）缺乏角蛋白和颗粒细胞层；角质形成细胞有透明细胞质
- 黏膜显示异常如轻度角化不全（右下图黑色箭）

十二、眼　睑
Eyelid

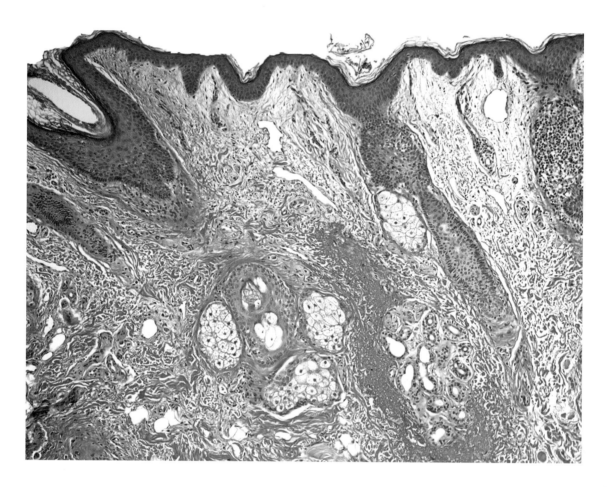

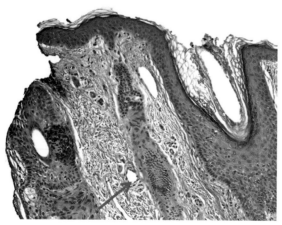
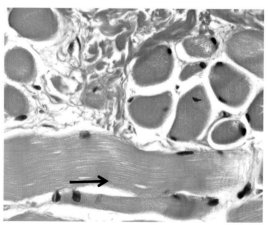

⊙ 图4（C）　眼睑

• 眼睑皮肤表皮薄，真皮层有睫毛囊（红色箭）和骨骼肌（黑色箭）

十三、腋 窝
Axilla

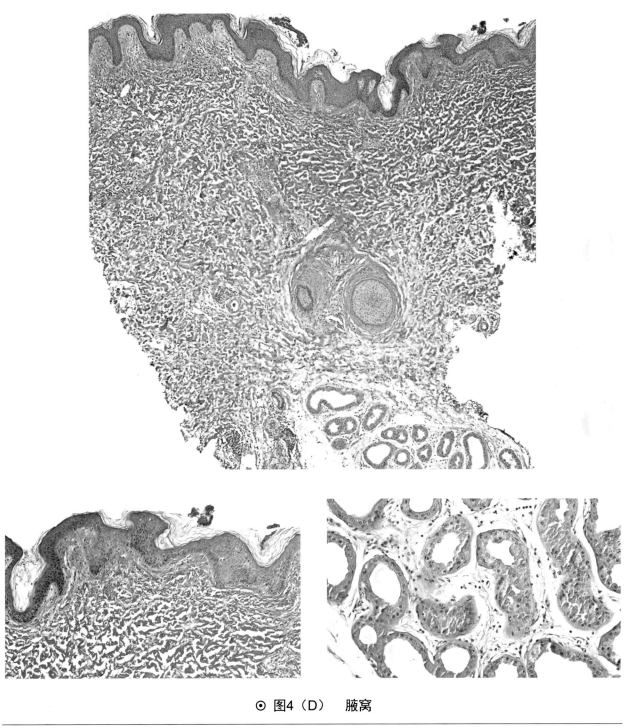

⊙ 图4（D） 腋窝

• 表皮呈波浪状，常伴有基底部色素增生。真皮深部有大汗腺

十四、银质沉着病
Argyria

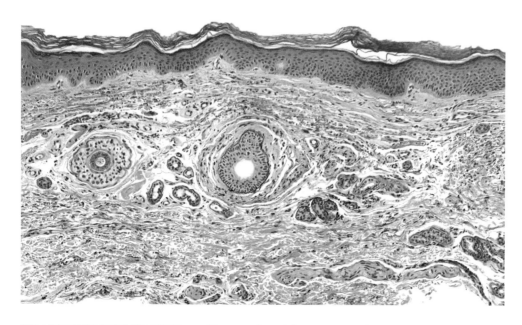

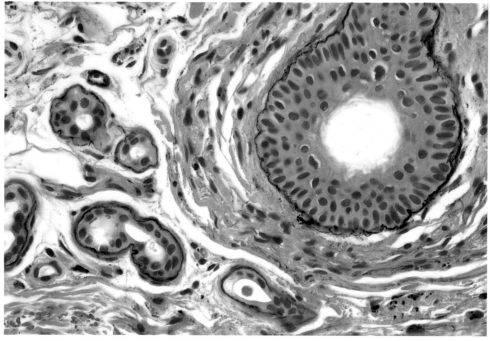

⊙ **图5（A）** 银质沉着病

表2（见022页）显示了"正常"表现的皮肤之间的差异。有些疾病，比如白癜风，需要特殊染色（黑素细胞标记物）

- 毛囊和小汗腺基底膜有细小的黑色颗粒
- 黑色颗粒也沉积在弹性纤维上，也叫"假褐黄病"

来源：病例由 James E. Fitzpatrick, MD提供

十五、寻常型鱼鳞病
Ichthyosis vulgaris

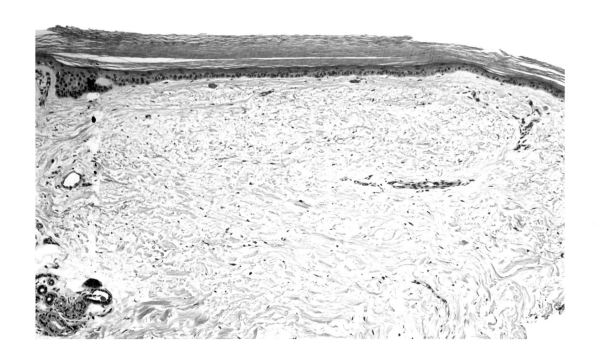

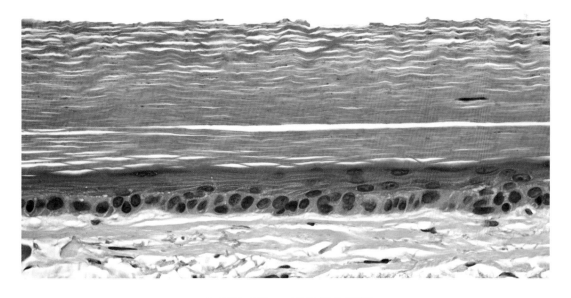

⊙ 图5（B） 寻常型鱼鳞病

- 该例老年患者真皮有日光性弹性纤维变性
- 颗粒层上有角化过度
  来源：病例由 Jeff D. Harvell, MD提供

十六、花斑癣
Tinea versicolor

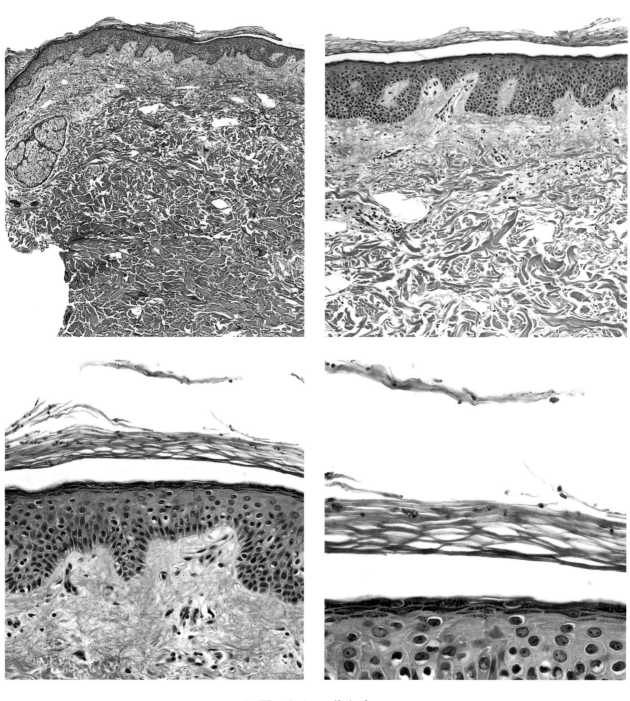

⊙ 图5（C） 花斑癣

• 角质层中可见孢子和菌丝相

十七、荨麻疹
Urticaria

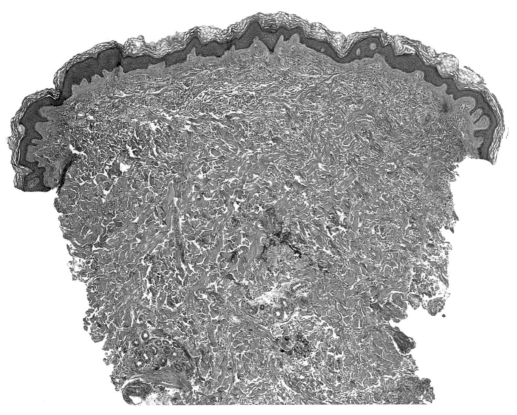

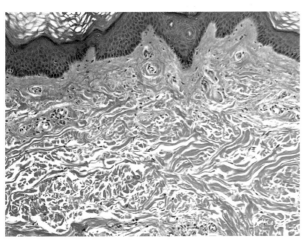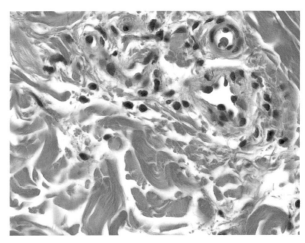

⊙ **图5（D）　荨麻疹**

- 荨麻疹可以在轻度炎症时表现为"正常"皮肤
- 血管周围和间质有淋巴细胞及嗜酸性粒细胞浸润

表2 格式塔中"正常"病理形态需要考虑的疾病

"正常"皮肤	表现
银质沉着病	小汗腺周围的黑色斑点样物质；弹性纤维可能会变色（图5A）
寻常型鱼鳞病	角化过度，颗粒层减少或颗粒层消失（图5B）
淀粉样变	真皮乳头中有无固定形状、光滑的嗜伊红球形物质 色素失禁
硬皮病	"方形"/矩形活检形态；胶原束间隙增宽（±）伴黏液沉积
花斑癣	角质层中的孢子和假菌丝（图5C）
荨麻疹	间质和血管周围混合性炎症细胞浸润（图5D）

第1章　低倍镜下形态

Shape on Low Power

Dermatopathology: Diagnosis by First Impression, Third Edition. By Christine J. Ko and Ronald J. Barr.

© 2017 John Wiley & Sons, Ltd. Published 2017 by John Wiley & Sons, Ltd.

相关网址: www.wiley. com/go/ko/dermatopathology3e

第一节 表 皮
Epiclermis

一、规则棘层增生
Regular acanthosis

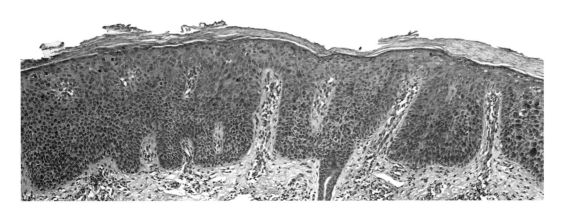

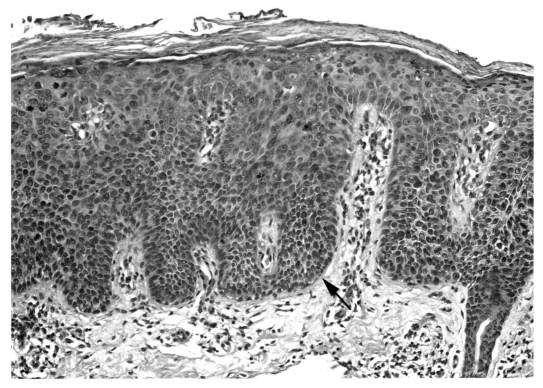

⊙ **Bowen病**

- 表皮棘层肥厚
- 角化不全

- 全层角质形成细胞具有异形性，伴有异形细胞和有丝分裂象
- 基底层可能大致正常（"眼线"征）（箭）

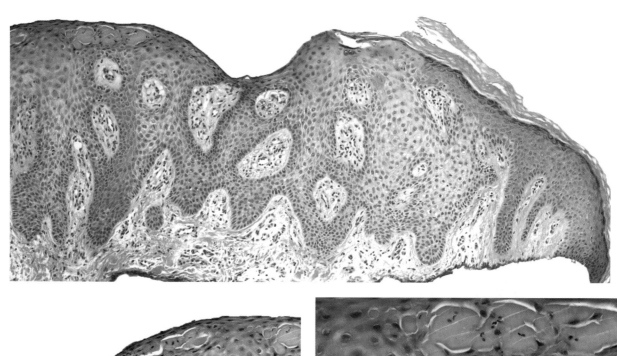

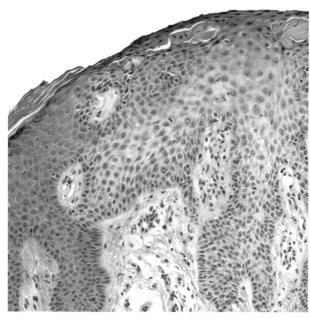

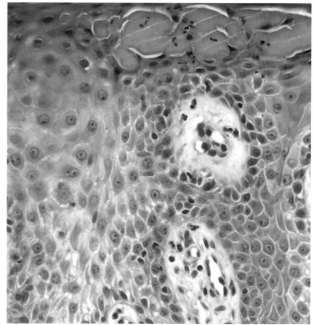

⊙ 透明细胞棘皮瘤

- 棘层增厚
- 透明细胞与正常表皮和附属器角质形成细胞分界鲜明
- 透明细胞上方角化不全

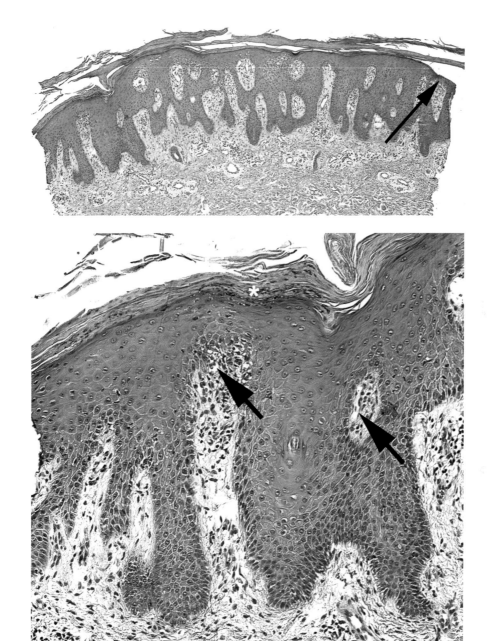

⊙ 银屑病

- 棘层增厚
- 角化不全
- 角质层中性粒细胞（星号）

- 颗粒层减少
- 真皮乳头上方表皮变薄（长箭）
- 真皮乳头层毛细血管扩张（短箭）

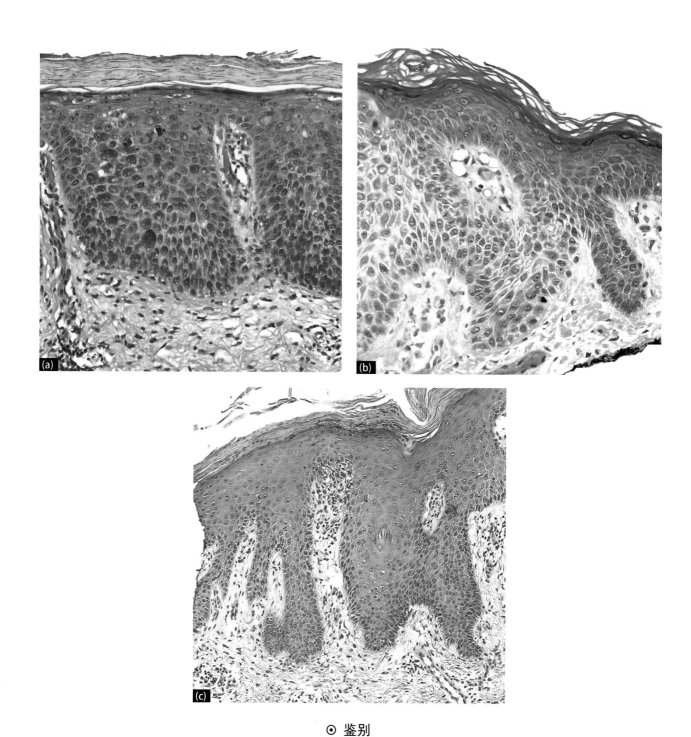

⊙ 鉴别

(a) Bowen病：角质形成细胞排列紊乱伴非典型有丝分裂

(b) 透明细胞棘皮瘤：透明角质形成细胞与正常细胞分界明显

(c) 银屑病：增厚的表皮上方角化不全，角质层中的中性粒细胞浸润，角质形成细胞无异形性，真皮乳头上方表皮变薄，乳头层毛细血管扩张

二、小叶状增生
Lobular proliferation

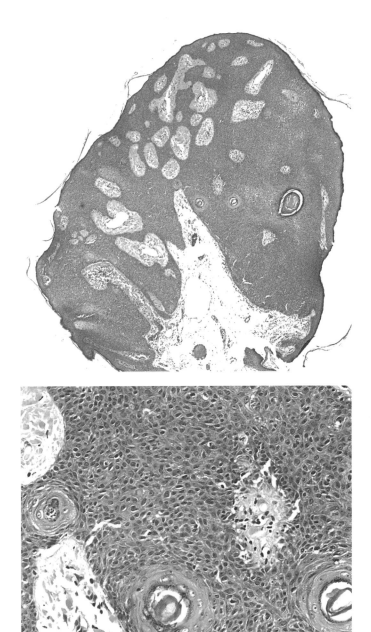

⊙ **倒置性毛囊角化病**

- 小叶状增生
- 角质形成细胞部分排列呈鳞状涡

第 1 章　低倍镜下形态

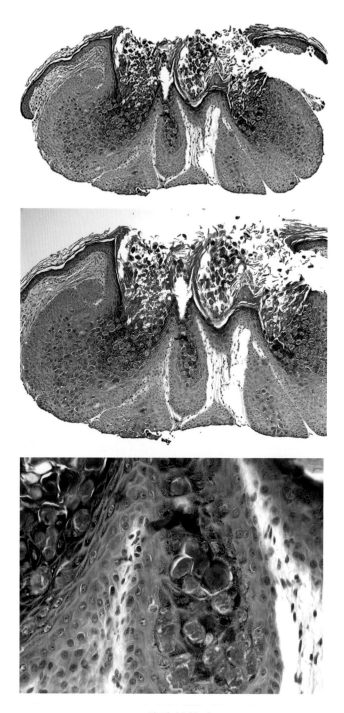

⊙ 传染性软疣

- 小叶状增生
- 部分角质形成细胞呈蓝灰色
- 细胞内大量嗜伊红包涵体（软疣小体）

第 1 章　低倍镜下形态

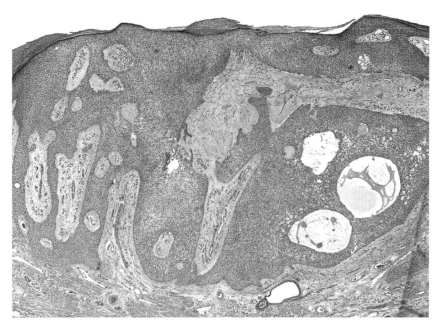

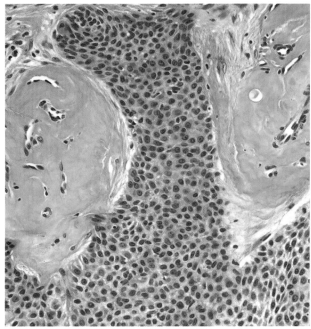 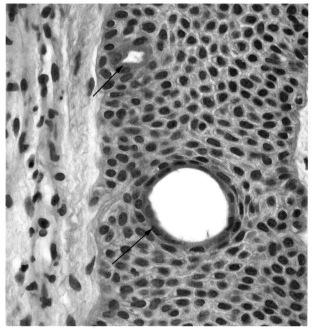

⊙ 汗孔瘤

- 小叶状增生（可连接成网状）
- 蓝色细胞团内有导管贯穿（箭）
- 血管扩张伴间质纤维化或玻璃样变性

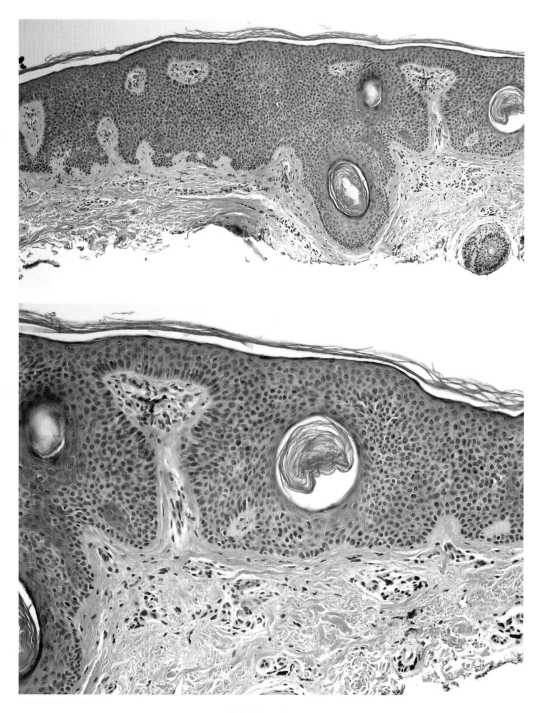

⊙ 脂溢性角化棘层增厚型

- 小叶状增生
- 棘层增厚

- 假角质囊肿
- 无导管

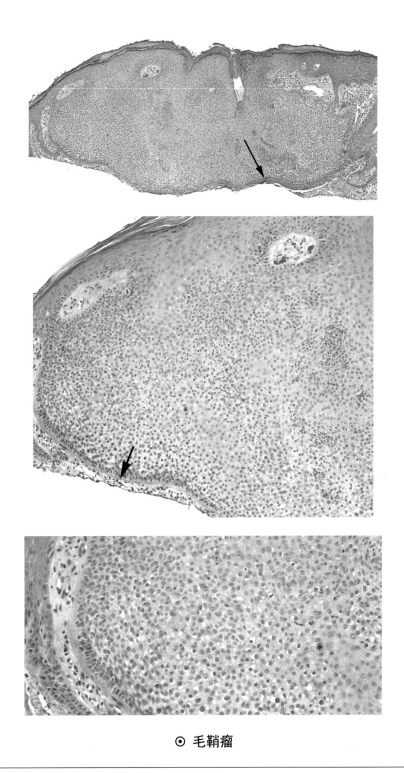

⊙ 毛鞘瘤

- 小叶状增生
- 透明细胞团块
- 外周栅栏状（长箭）质厚基底膜（短箭）包裹

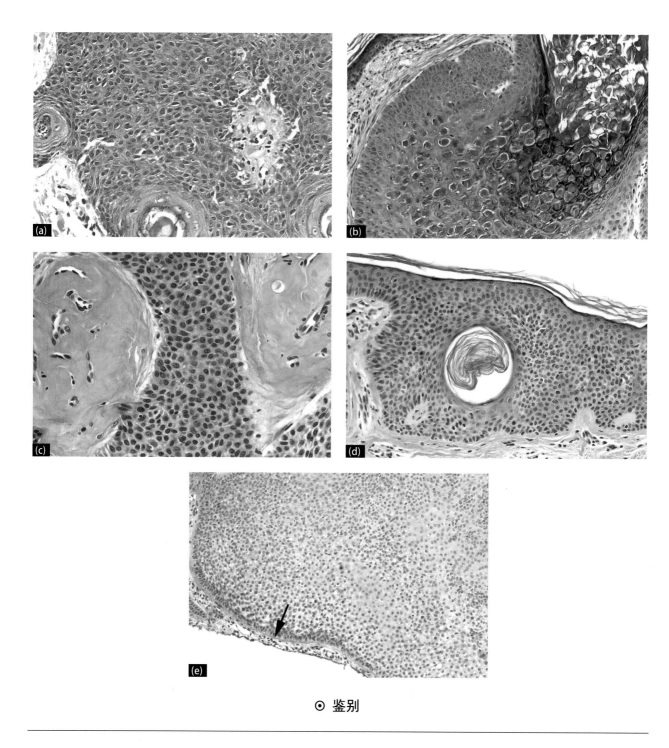

⊙ 鉴别

(a) 倒置性毛囊角化病：正常角质细胞形成旋涡状

(b) 传染性软疣：细胞内大量嗜伊红包涵体（软疣小体）

(c) 汗孔瘤：蓝色细胞团内有导管贯穿，透明基质

(d) 脂溢性角化：假角质囊肿

(e) 毛鞘瘤：透明细胞团块，外周质厚基底膜包绕

三、网状增生
Reticulated proliferation

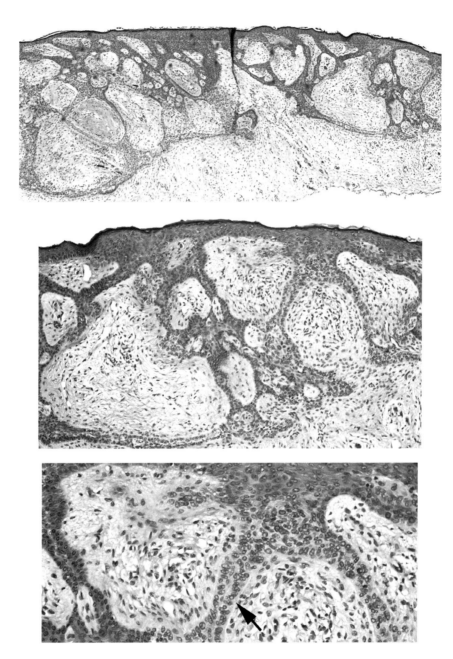

⊙ **Pinkus纤维上皮瘤**

- 网状增生
- 条索状基底细胞穿插于纤维血管间质内
- 呈栅栏状分布（箭）

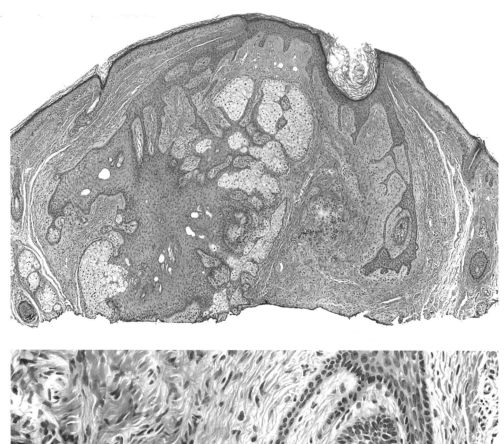

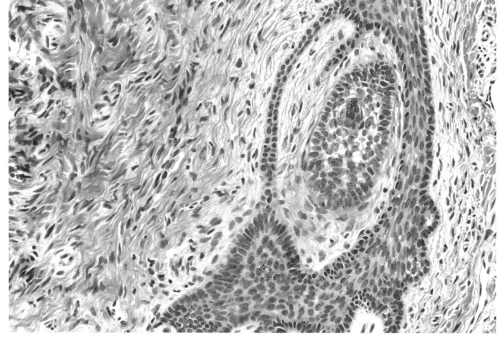

⊙ 纤维毛囊瘤

- 网状增生
- 纤维基质与网状增生的毛囊上皮交错
- 病理结构与毛盘瘤重叠（大多数认为两者是谱系性疾病）

第 1 章　低倍镜下形态

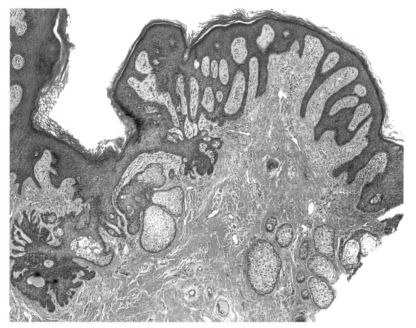

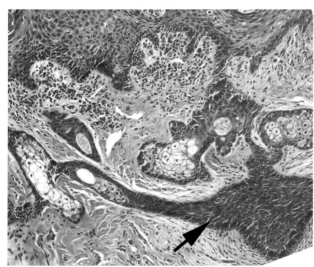
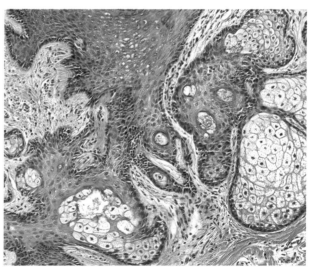

⊙ **Jadassohn皮脂腺痣**

- 网状增生
- 皮脂腺腺体、基底样细胞增生（箭）与表皮相连

- 深层有时可见大汗腺
- 成熟期终毛缺失

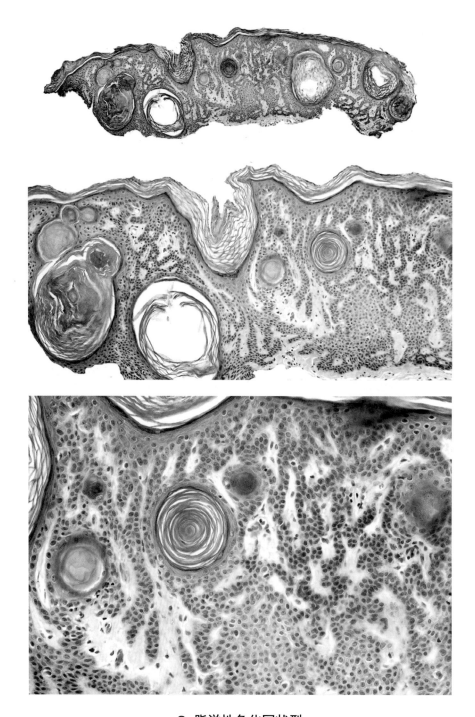

⊙ 脂溢性角化网状型

- 网状增生
- 角质形成细胞条索状延伸，常有色素
- 中间穿插有假角质囊肿

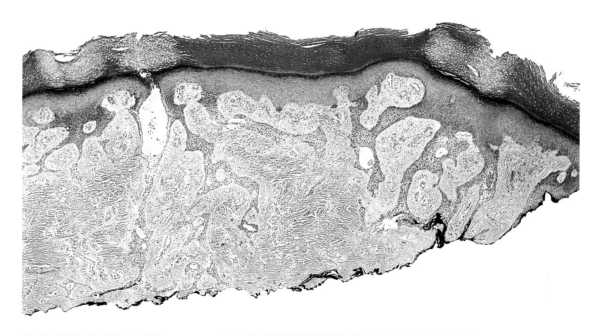

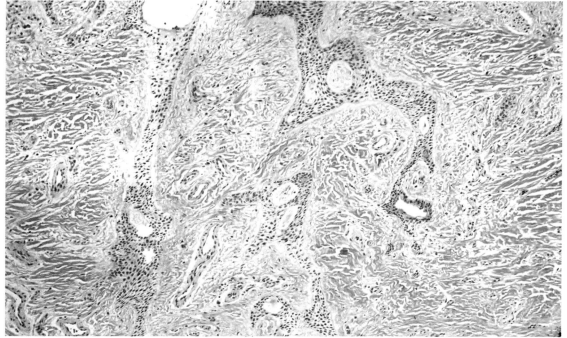

⊙ 管样纤维上皮瘤

- 网状增生
- 条索状的扁平圆细胞
- 中间导管穿插

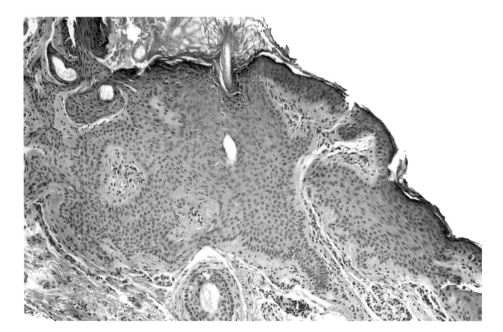

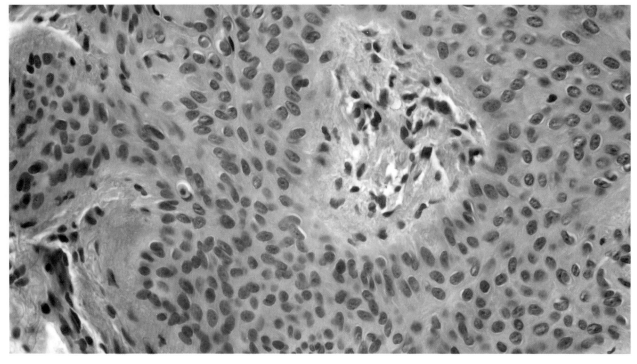

⊙ 毛囊漏斗部肿瘤

- 网状增生
- 淡染细胞条索状分布，中间可见真皮"窗"
- 周边细胞栅栏状排列

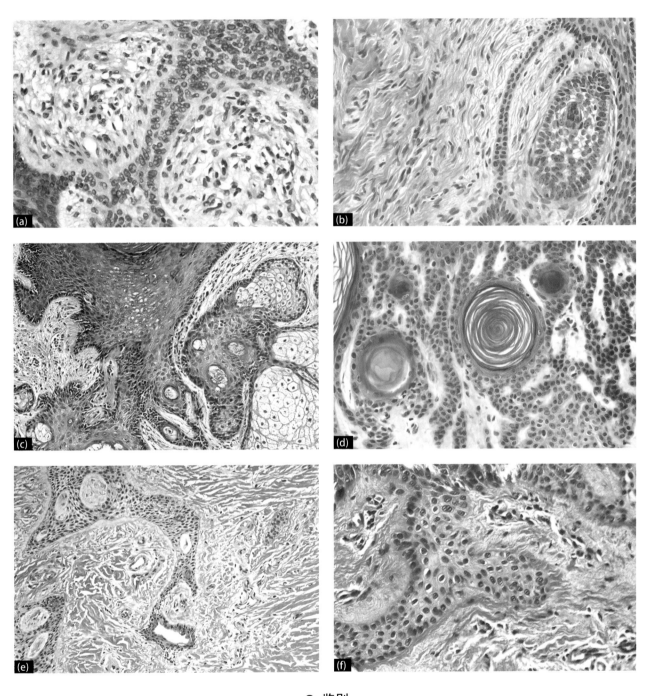

⊙ 鉴别

(a) Pinkus纤维上皮瘤：条索状基底细胞嵌于纤维血管间质内

(b) 纤维毛囊瘤：纤维基质与网状增生的毛囊上皮交错

(c) 皮脂腺痣：增生基底细胞与表皮相连，成熟终毛缺失

(d) 脂溢性角化网状型：角质形成细胞条索状延伸，常有色素，中间穿插有假角质囊肿

(e) 管样纤维上皮瘤：条索状的扁平圆细胞，中间导管穿插

(f) 毛囊漏斗部肿瘤：淡染细胞条索状分布，中间可见真皮"窗"

四、中央孔
Central pore

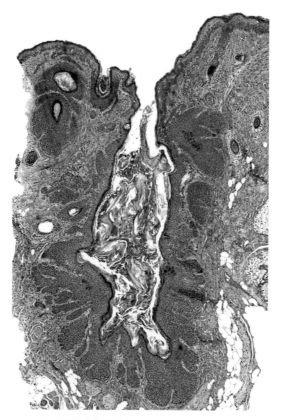

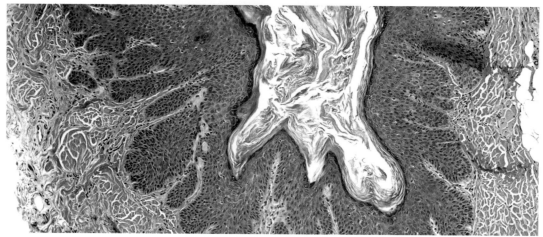

⊙ **Winer扩张孔**

- 中央孔
- 内陷的表皮棘层增生

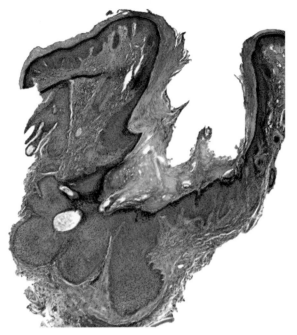

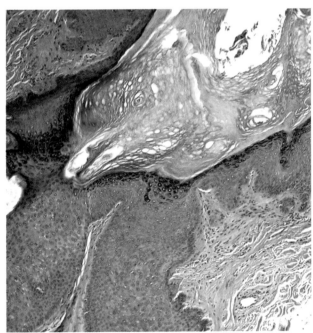
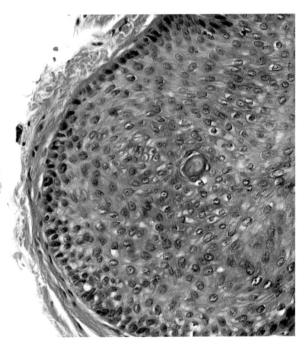

⊙ 毛鞘棘皮瘤

- 中央孔
- 内陷的表皮棘层增生，呈小叶状团块，类似于外毛根鞘，胞质淡染，周边细胞栅栏状排列

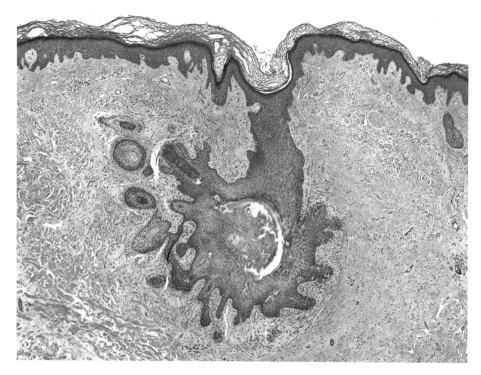

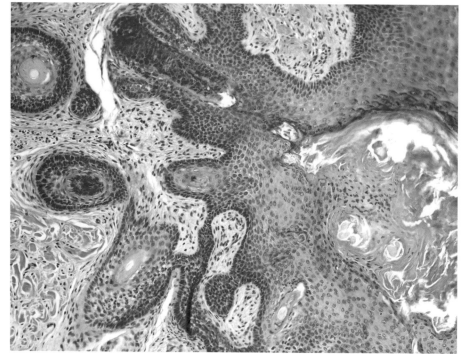

⊙ 毛囊瘤

- 中央孔
- 内陷的表皮连接到初级毛囊
- 初级毛囊周边呈放射状分布多个次级毛囊

第 1 章　低倍镜下形态

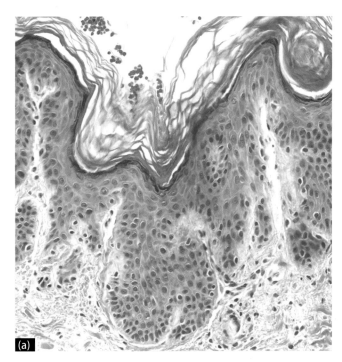

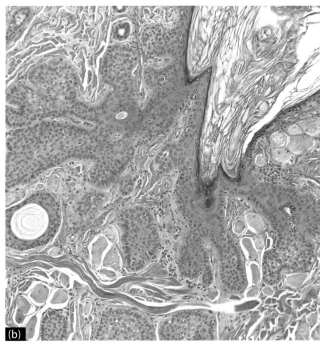

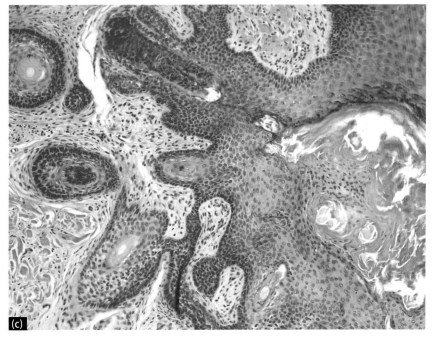

⊙ 鉴别

(a) Winer扩张孔：表皮棘层增生

(b) 毛鞘棘皮瘤：类似于外毛根鞘，胞质淡染，周边细胞栅栏状排列

(c) 毛囊瘤：初级毛囊周边呈放射状分布多个次级毛囊

五、表皮穿通
Epidermal perforation

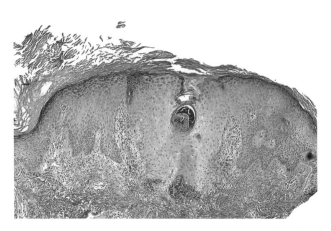

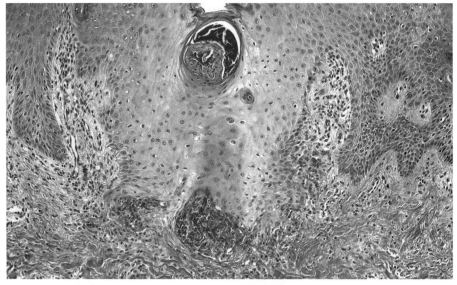

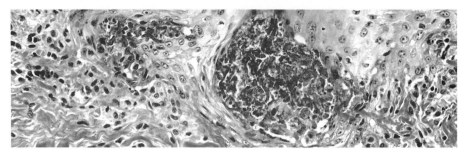

⊙ 匐行性穿通性弹性纤维病

- 表皮穿通
- 长爪（表皮突）较细、玻璃样变、嗜酸性弹性纤维及碎片
- 变性的弹性纤维比真皮层胶原纤维细

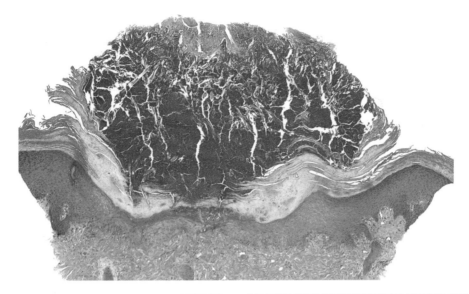

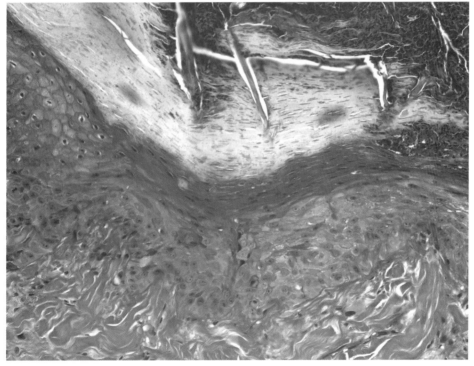

⊙ 反应性穿通性胶原病

- 表皮穿通
- 浅杯形结构
- 粉红色的胶原纤维通过表皮垂直延伸

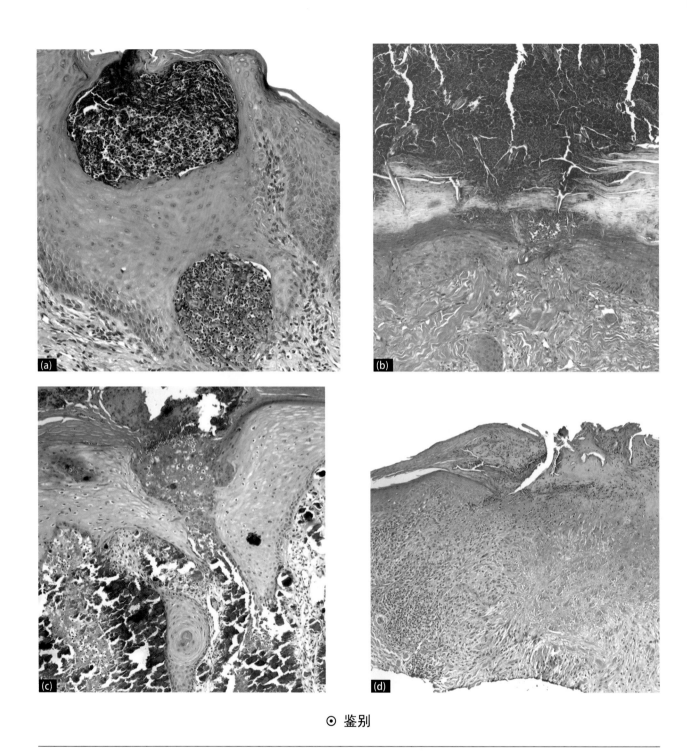

⊙ 鉴别

(a) 匐行性穿通性弹性纤维病：表皮突呈爪形（螺旋状管道）

(b) 反应性穿通性胶原病：浅杯形结构

(c) 皮肤钙质沉积症，穿通型：在溃疡的基底部有块状，蓝色的物质（见264页）

(d) 环状肉芽肿，穿通型：栅栏状排列的组织细胞中有变性胶原纤维和黏蛋白沉积（见089页）

注意：其他可能表现为表皮穿通的有结节性耳轮软骨皮炎、弹性纤维假黄色瘤

第二节 真 皮
Dermis

一、圆形真皮岛
Circular islands

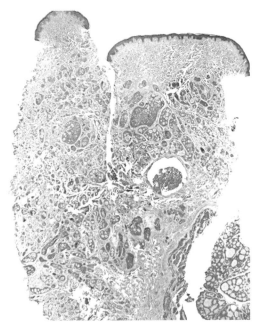

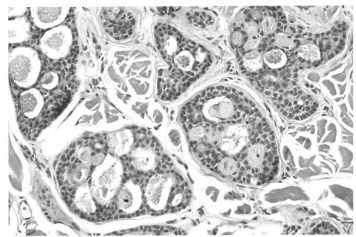

⊙ 腺样囊腺癌

- 圆形真皮岛
- 基底样细胞呈筛状，腺样结构，充满无定形物质

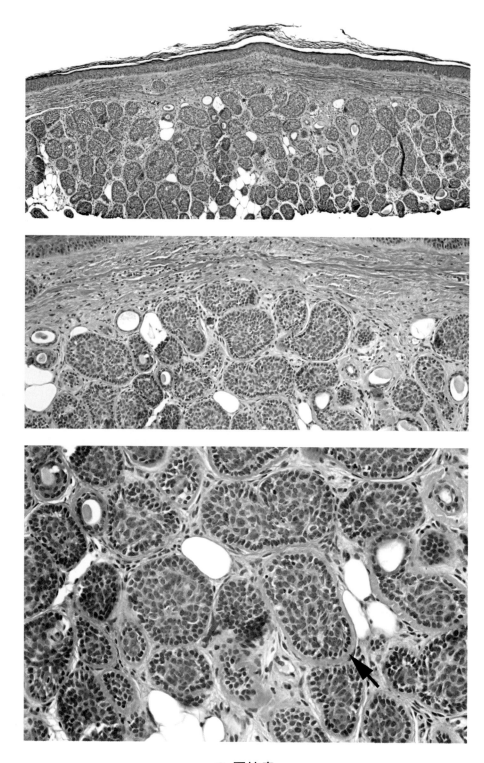

◉ 圆柱瘤

- 圆形真皮岛
- 岛由基底细胞构成，周边红色基底膜包围（箭头）
- 岛屿呈"七巧板"样分布

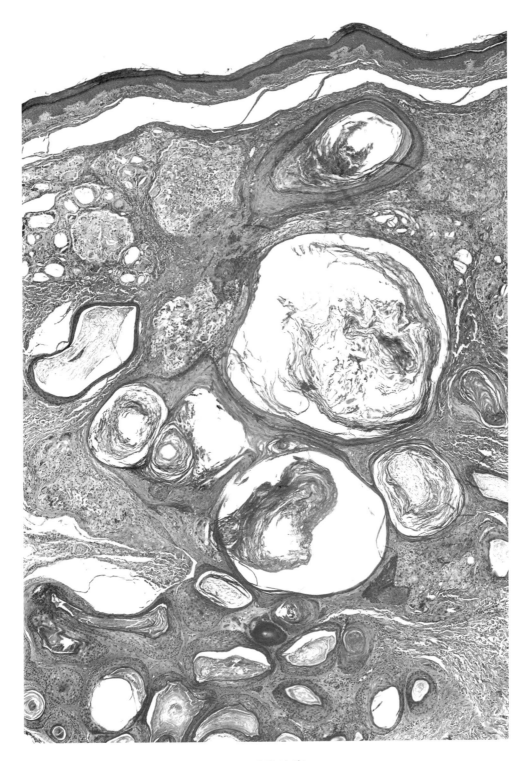

⊙ 毛发腺瘤

- 圆形真皮岛
- 真皮细胞团块中央为片状角蛋白（角囊肿）
- 散在基底细胞样条索

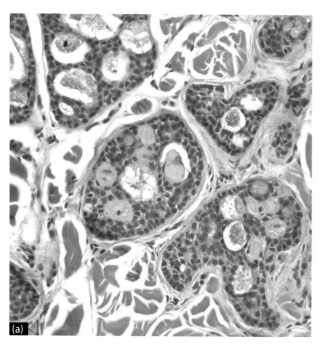
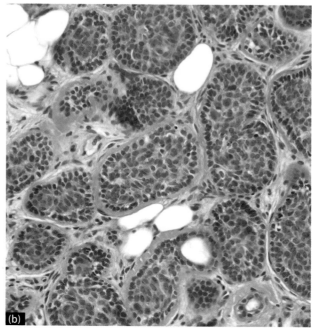
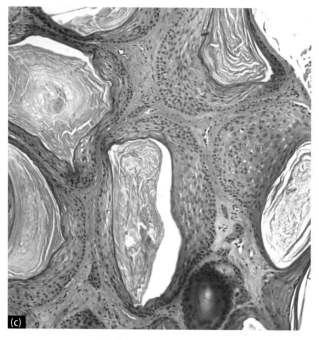

⊙ 鉴别

(a) 腺样囊腺癌：呈筛状排列的腺样结构

(b) 圆柱瘤：七巧板状结构，伴厚/粉色基底膜带

(c) 毛发腺瘤：大量角囊肿

二、条索状/管状结构、逗号状结构
Cords/tubules and comma shapes

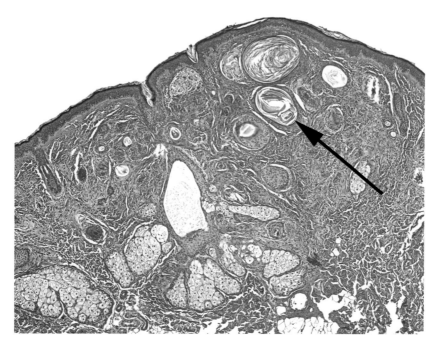

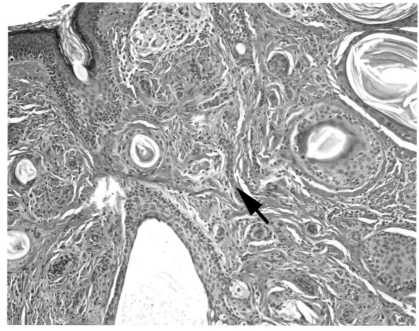

⊙ 结缔组织增生性毛发上皮瘤

- 真皮中存在条索状/管状结构、逗号状结构
- 纤维间质中存在大量角囊肿（长箭）
- 双层管腔上皮（短箭）

- 常有钙化
- 仅见于真皮中

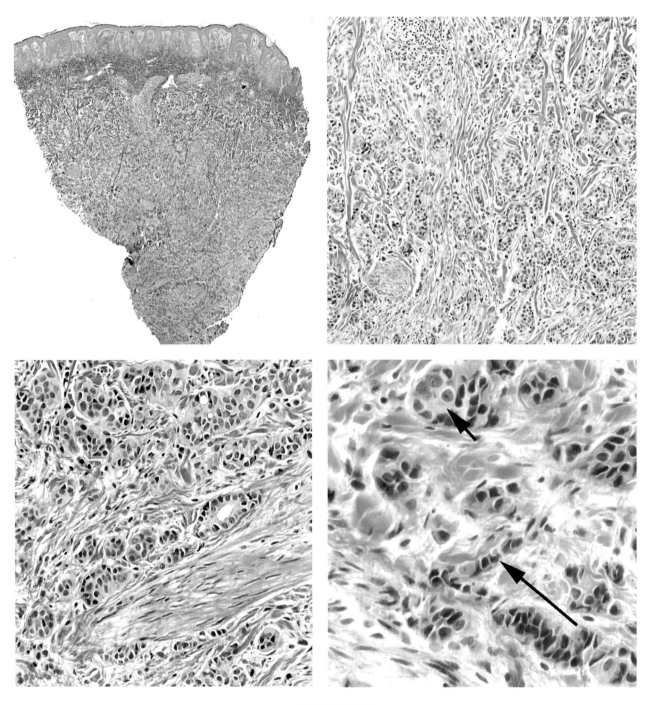

⊙ 转移性乳腺癌

- 真皮及真皮下存在条索状/管状结构、逗号状结构
- 单层管腔上皮（"单行排列"，长箭）和多层管腔上皮
- 细胞排列成腺样结构（短箭）
- 还可见于其他转移癌，病史及免疫组化有助于诊断

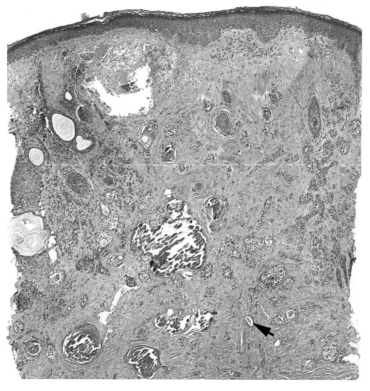

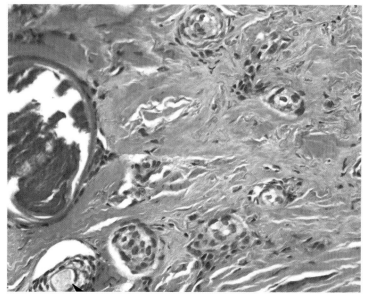

◉ **微囊肿附属器癌**

- 真皮中存在条索状/管状结构、逗号状结构
- 管状、逗号状结构
- 浸润性生长（深入真皮）
- 累及周围神经

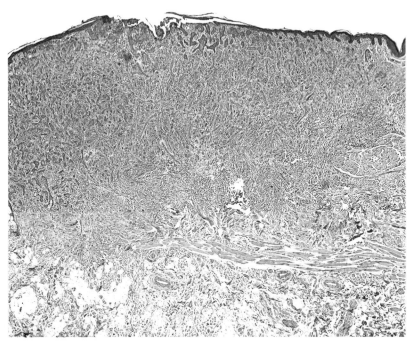

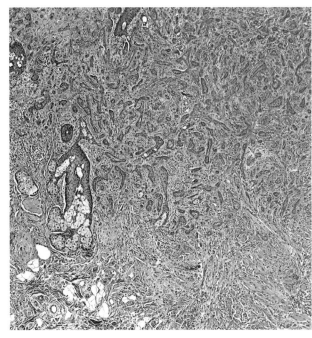
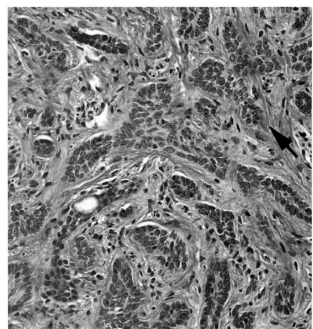

⊙ **硬斑病样型基底细胞癌**

- 真皮中存在条索状/管状结构、逗号状结构
- 管腔上皮基底细胞周围可见栅栏状排列
- 细胞团块周围有新生胶原纤维形成（箭）
- 浸润性生长

第 1 章　低倍镜下形态

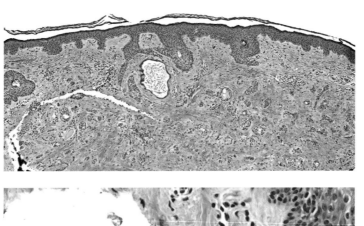

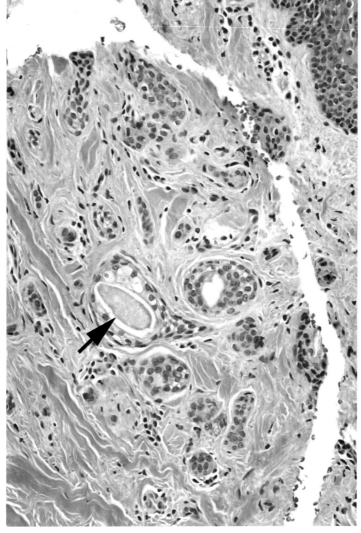

⊙ 汗管瘤

- 真皮中存在条索状/管状结构、逗号状结构
- 病变局限于真皮上部
- 头部汗管瘤含管状结构的"蝌蚪状"上皮细胞（箭）

- 周边细胞染色深，中央是透明细胞
- 腔内含有无定形嗜伊红性物质
- 无角囊肿

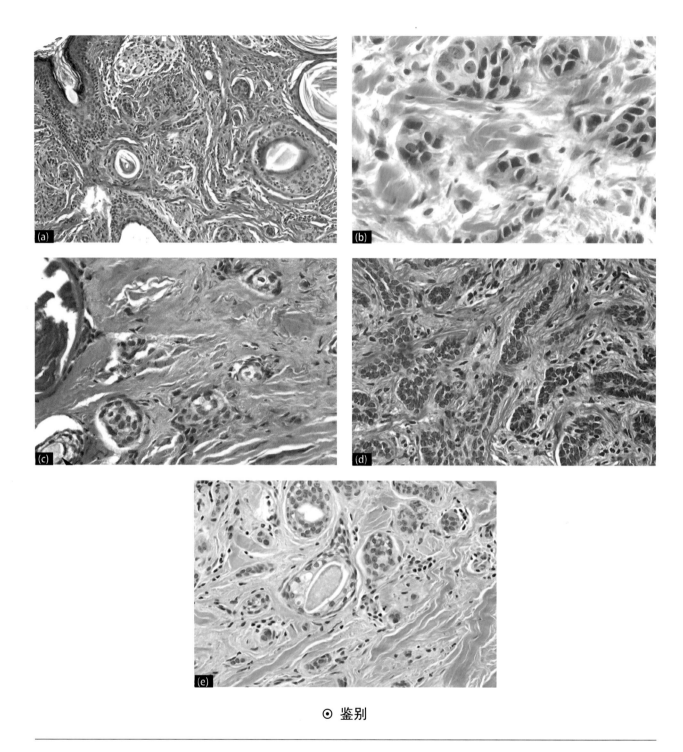

⊙ 鉴别

(a) 结缔组织增生性毛发上皮瘤：角囊肿、无透明细胞、上皮细胞围绕角蛋白形成圆形团块区域

(b) 转移性乳腺癌：单层非典型细胞，浸润性生长

(c) 微囊肿附属器癌：与蝌蚪状结构汗管瘤类似，但常浸润性生长，且累及周围神经

(d) 硬斑病样型基底细胞癌：浸润生长的基底细胞周围可见栅栏状排列，也可见管状结构（但少于微囊肿附属器癌）

(e) 汗管瘤：透明细胞形成蝌蚪状细胞团块

三、含内衬上皮的囊腔
Space with a lining

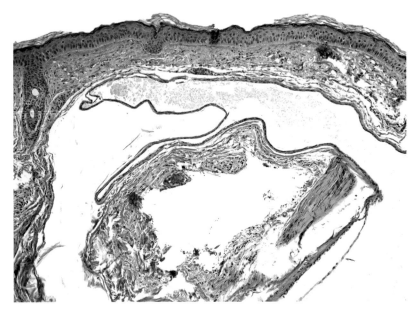

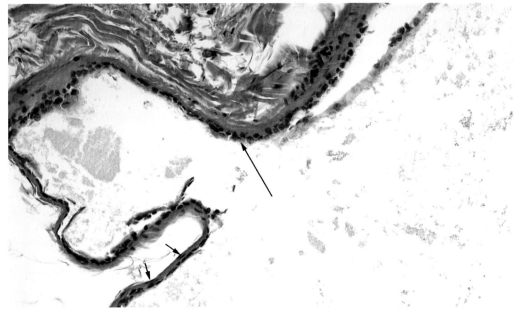

⊙ 大汗腺汗囊瘤

- 含内衬上皮的囊腔
- 内衬上皮由顶浆分泌的内层细胞（长箭）和扁平肌上皮细胞组成（短箭）

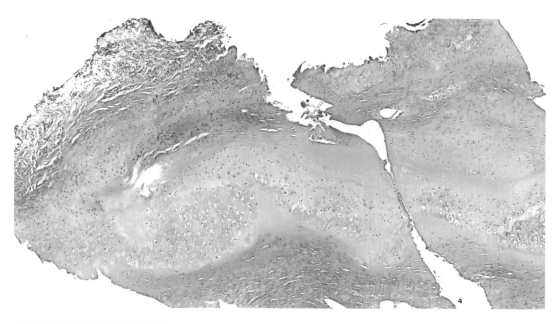

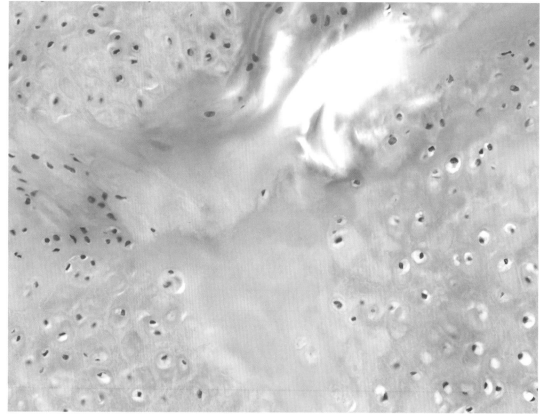

⊙ 耳郭假性囊肿

- 含内衬上皮的囊腔
- 这里的"内衬"不是真正意义上的上皮层，而是软骨
- 确切地说，是软骨的退化

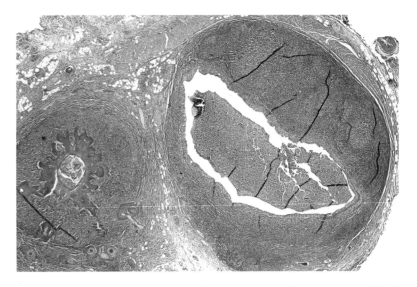

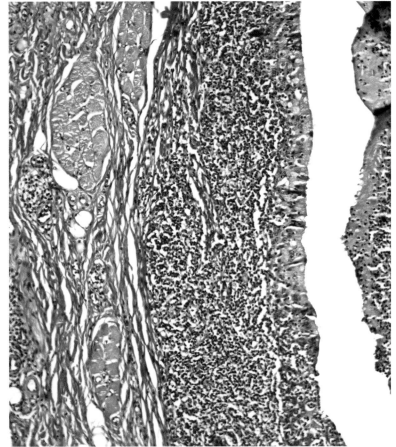

⊙ **鳃裂囊肿**

- 含内衬上皮的囊腔
- 内衬上皮一般为鳞状上皮，也可为立方上皮或者柱状上皮，常伴鳞状上皮化生
- 囊壁可见淋巴滤泡

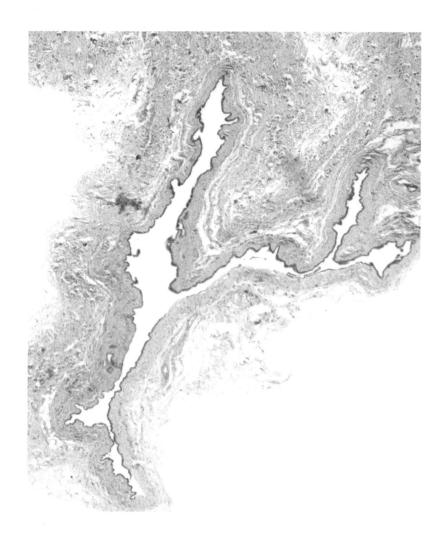

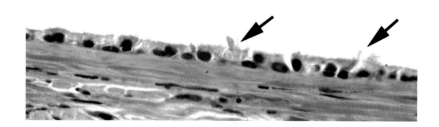

⊙ 皮肤纤毛囊肿

- 含内衬上皮的囊腔
- 内衬上皮由立方上皮或柱状上皮构成，可见纤毛（箭）

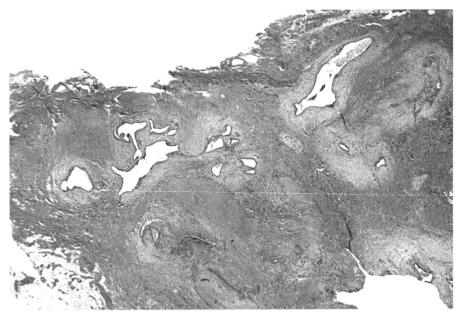

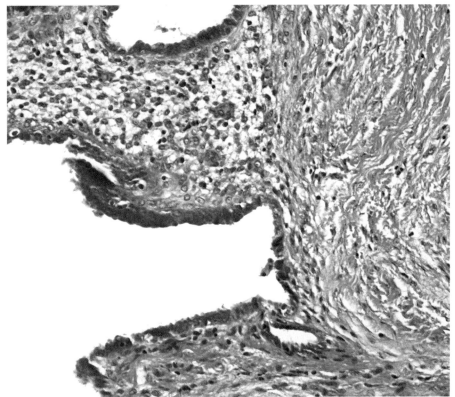

⊙ 皮肤子宫内膜异位症

- 含内衬上皮的囊腔
- 囊腔在纤维血管基质中（子宫内膜基质）
- 内衬上皮由大量蓝色细胞组成
- 基质中常可见含铁血黄素沉积

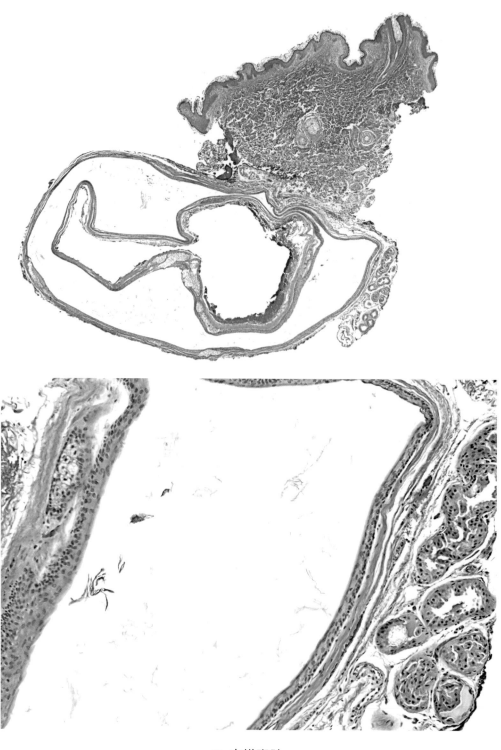

⊙ 皮样囊肿

- 含内衬上皮的囊腔
- 内衬上皮为鳞状上皮
- 囊壁含皮肤附属器结构

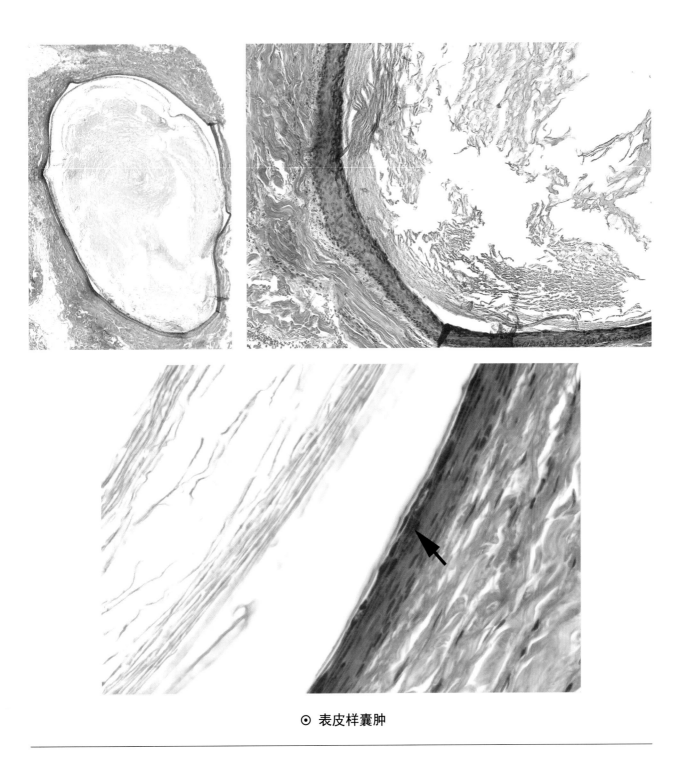

⊙ 表皮样囊肿

- 含内衬上皮的囊腔
- 内衬上皮为含颗粒层的鳞状上皮（箭）
- 囊肿内容物为片状角质物

第 1 章　低倍镜下形态

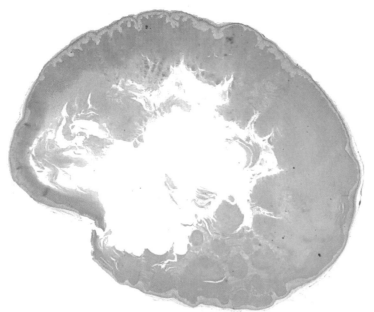
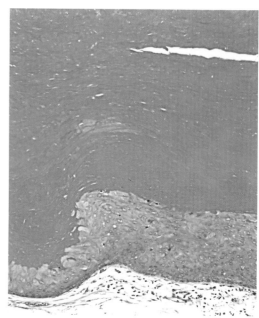
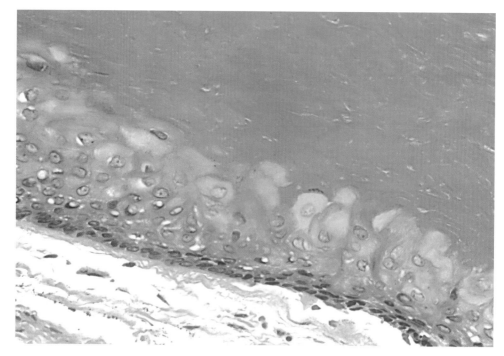

⊙ **毛鞘囊肿**

- 含内衬上皮的囊腔
- 内衬上皮为鳞状上皮，无颗粒层
- 囊肿内容物为大量融合性粉红色角质物

第 1 章　低倍镜下形态

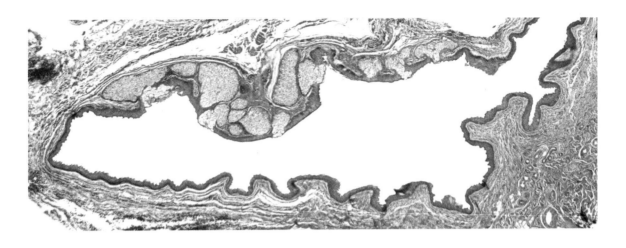

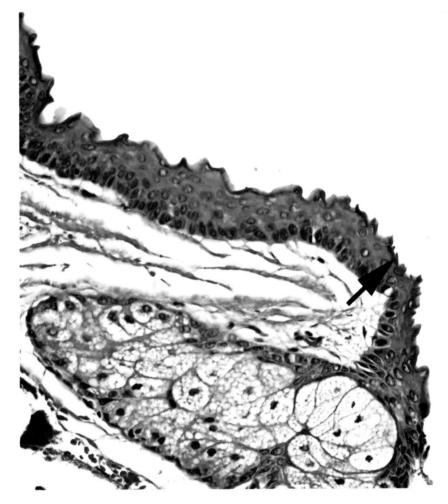

⊙ 脂囊瘤

- 含内衬上皮的囊腔
- 内衬上皮为复层上皮，可见红染的齿状角蛋白（箭）
- 囊壁可见皮脂腺

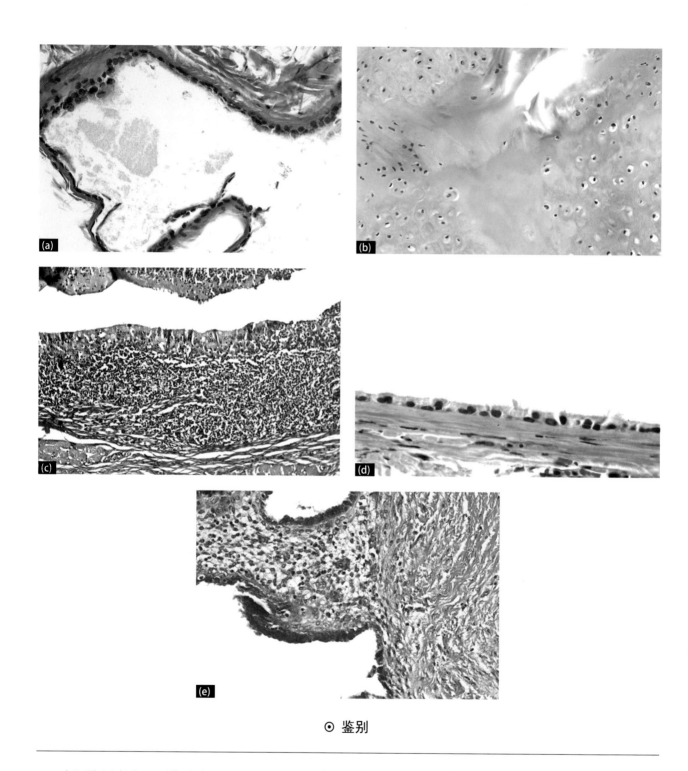

⊙ 鉴别

(a) 大汗腺汗囊瘤：顶浆分泌

(b) 耳郭假性囊肿：可见退化的软骨

(c) 鳃裂囊肿：囊壁中可见淋巴滤泡

(d) 皮肤纤毛囊肿：纤毛柱状上皮，囊壁中无细胞结构

(e) 皮肤子宫内膜异位症：含腺体的纤维血管基质

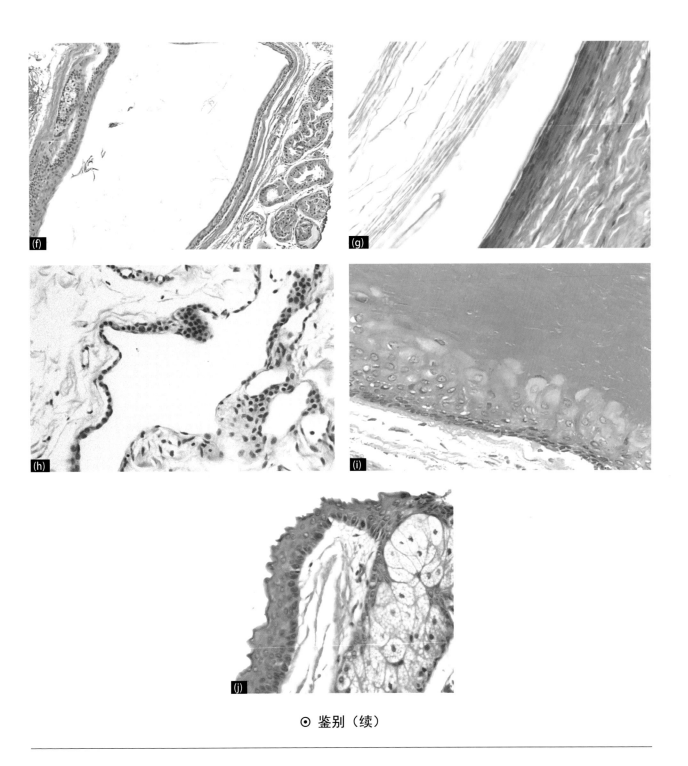

⊙ 鉴别（续）

(f) 皮样囊肿：囊壁含皮脂腺及其他皮肤附属器

(g) 表皮囊肿：表皮含颗粒层，囊肿内容物为片状角质物

(h) 血管畸形（血管球瘤）：形态单一的立方形蓝细胞（血管球瘤，见282页）

（i）毛鞘囊肿：上皮无颗粒层，囊肿内容物为融合性角质物

（j）脂囊瘤：囊壁内表面齿状角蛋白，囊壁有皮脂腺组织

注意：支气管囊肿并不常见，一般通过临床病史及囊壁中是否存在含纤毛或软骨的柱状上皮进行诊断；静脉湖较常见，由扁平内皮细胞形成腔隙，其间充满红细胞

四、乳头状突出
Papillations

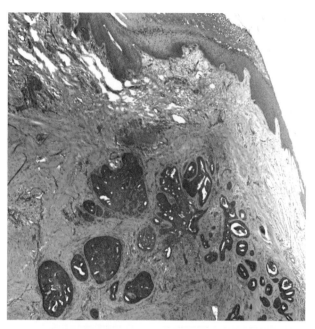

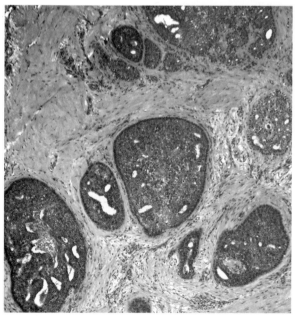

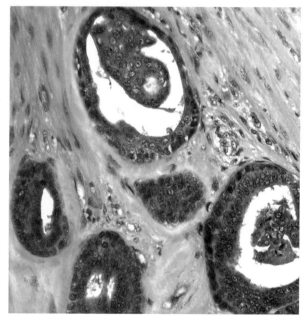

⊙ 侵袭性指（趾）乳头状腺癌

- 乳头状真皮肿瘤
- 腺腔内可见乳头状上皮增生紊乱

- 可见细胞不典型增生，有丝分裂象
- 累及肢端

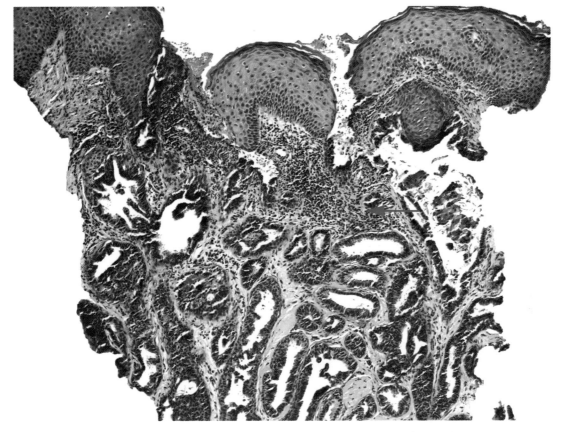

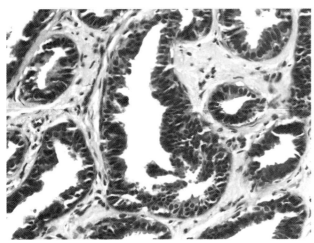
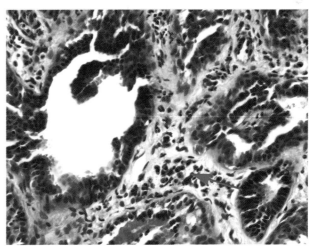

⊙ **乳头糜烂性腺瘤病（乳头腺瘤）**

- 乳头状真皮肿瘤
- 乳头状结构有时为真皮平滑肌肌束
- 瘤状、囊状或管腔状细胞团块
- 细胞团块或管腔可见受压的肌上皮细胞

- 常见顶浆分泌
- 与乳头状汗管囊腺瘤（基质浆细胞，箭）和管状大汗腺腺瘤类似

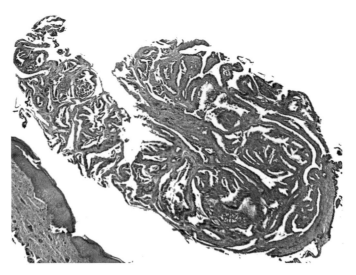

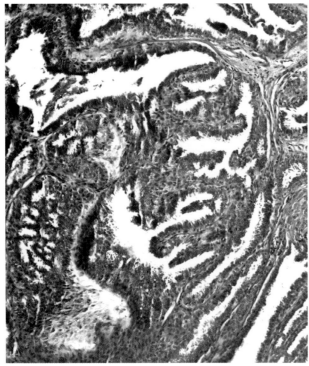
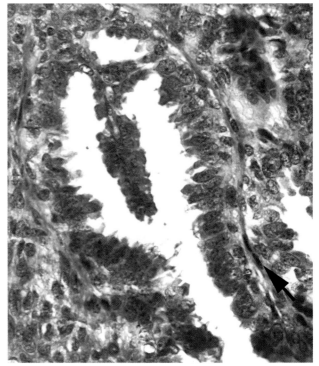

⊙ 乳头状汗腺瘤

- 乳头状真皮肿瘤
- 以胶原/成纤维细胞形成指状突起（箭）
- 与表皮不相连

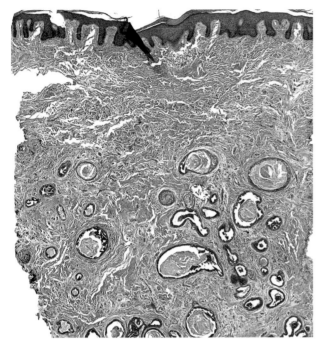
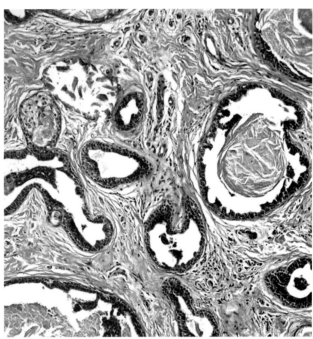
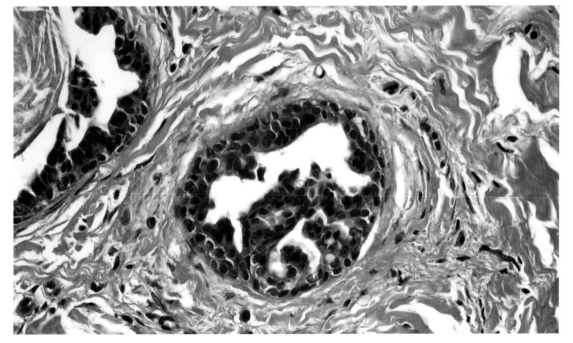

⊙ 乳头状小汗腺腺瘤

- 上皮细胞具有小汗腺分化特征
- 与或不与表皮相连

- 管腔内有无定形嗜酸性物质
- 与管状大汗腺腺瘤病理表现重叠

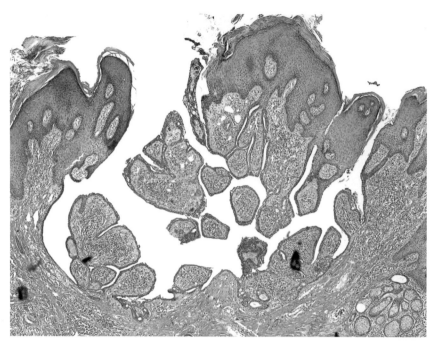

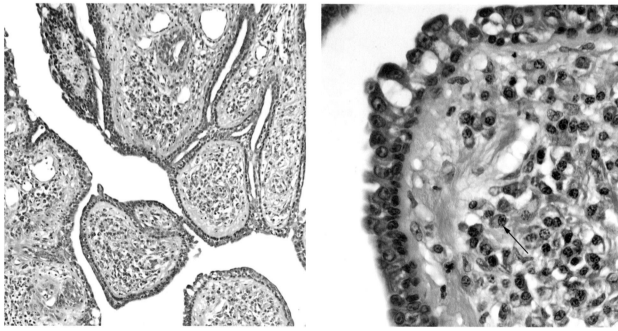

⊙ 乳头状汗管囊腺瘤

- 乳头状真皮肿瘤
- 乳头状突起处有大量浆细胞浸润（箭）
- 瘤体常与表皮相连

第 1 章　低倍镜下形态

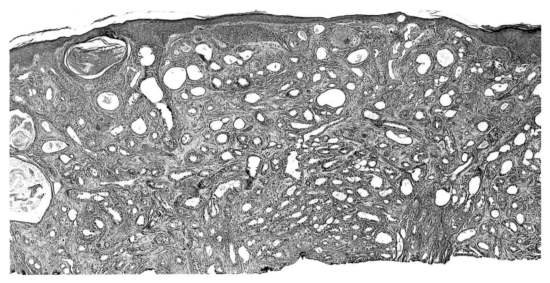

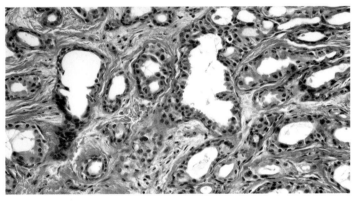

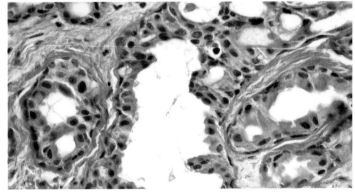

⊙ 管状大汗腺腺瘤

- 乳头状真皮肿瘤
- 常见顶浆分泌
- 与乳头状小汗腺腺瘤有相似病理表现

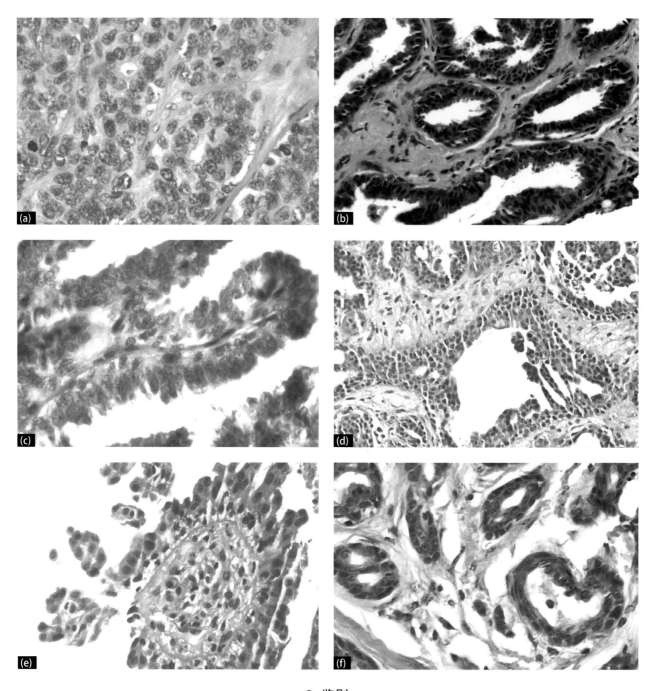

⊙ 鉴别

(a) 侵袭性指（趾）乳头状腺癌：巨大肿瘤，非典型细胞和病理性核分裂象

(b) 菜花状乳头瘤病（侵袭性腺上皮增生，乳头腺瘤）：与汗腺囊腺瘤相似，但浆细胞更少；乳头可通过真皮的平滑肌束识别

(c) 乳头状汗腺瘤：乳头细长，间质有纤维血管成分

(d) 乳头状小汗腺腺瘤：乳头状突起的上皮岛

(e) 乳头汗管囊腺瘤：粗大的乳头状增生，中央富含浆细胞

(f) 管状顶泌汗腺腺瘤：顶浆分泌，乳头状增生，瘤团呈分叶状

五、息肉状（圆顶状）
Polypoid(dome-shaped)

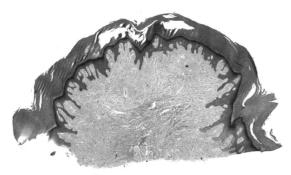
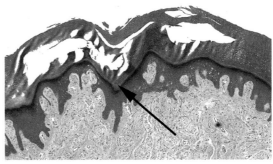

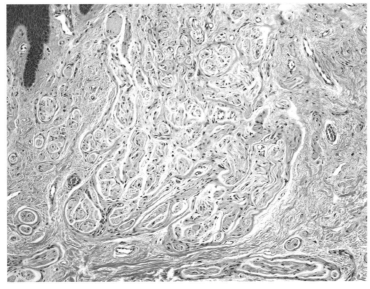

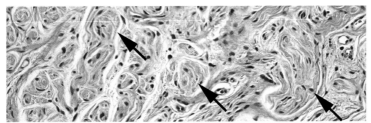

⊙ 副指（趾）

- 息肉状
- 肢端皮肤（质厚角质层，可见透明层）（长箭）
- 真皮神经束（短箭）

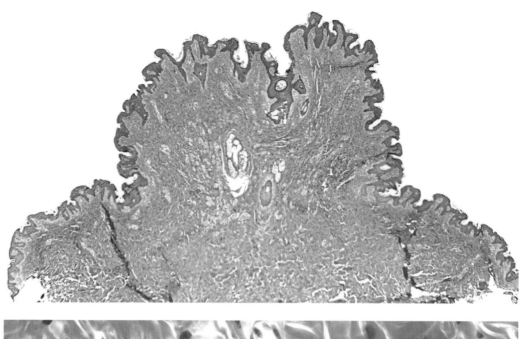

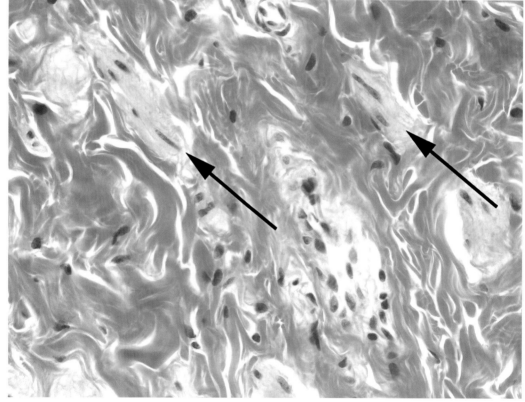

⊙ 副乳

- 息肉状
- 表皮表面轻微内陷，真皮皮脂腺增生
- 表皮常有轻微棘层增厚和色素沉着
- 或许能看到深部的乳腺导管和顶泌汗腺
- 真皮内的平滑肌束（箭）

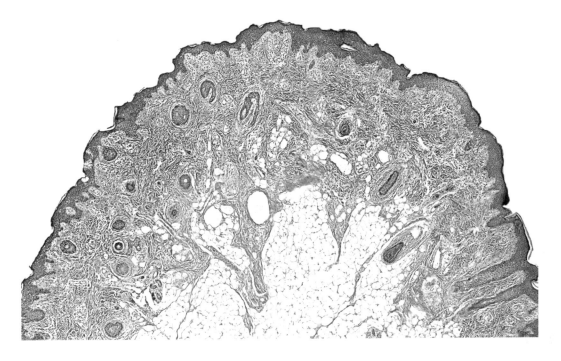

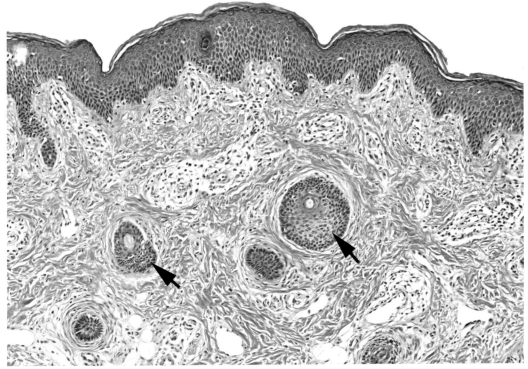

⊙ 副耳

- 息肉状
- 表皮薄
- 毳毛（箭）
- 偶见软骨

- 与毳毛相关皮肤病理鉴别
—眼睑、耳垂或面部皮肤
—毳毛痣

第 1 章　低倍镜下形态

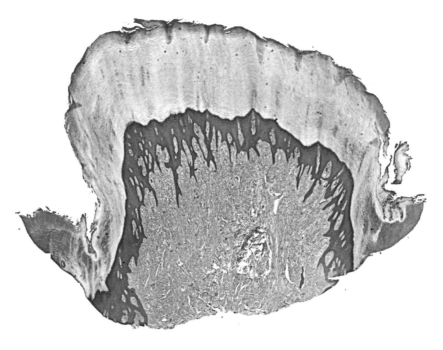

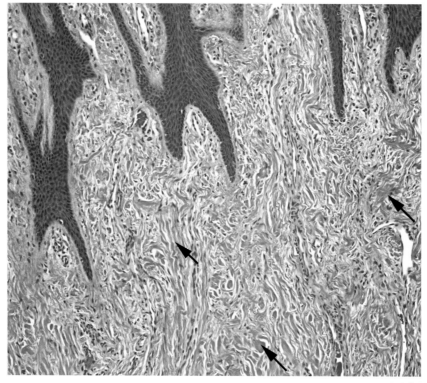

⊙ 指（趾）纤维角皮瘤

- 息肉状
- 肢端皮肤
- 纤维血管基质（质厚胶原，箭）

第 1 章　低倍镜下形态

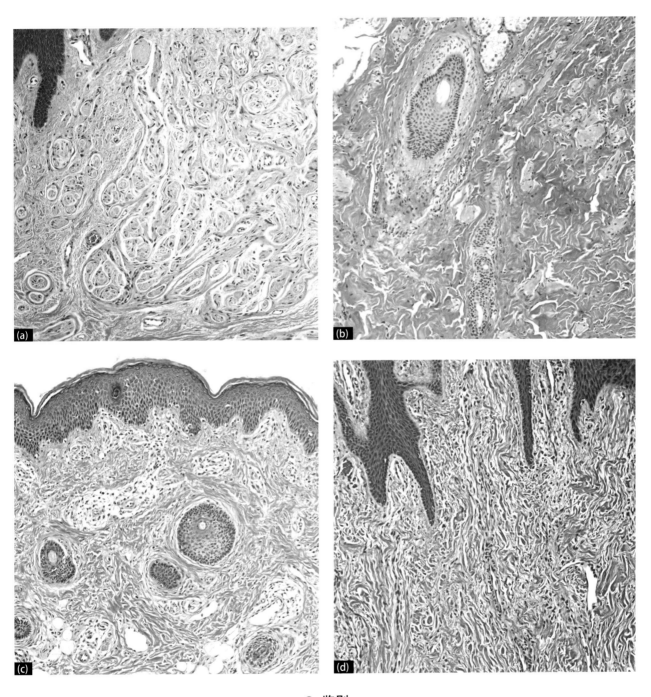

⊙ 鉴别

(a) 副指 / 趾：真皮内神经束

(b) 副乳：皮脂腺，乳腺导管或顶泌汗腺，真皮内平滑肌束

(c) 副耳：真皮内毳毛

(d) 指（趾）纤维角皮瘤：真皮内胶原

注意：其他疾病可能也为息肉样，如皮内痣、神经纤维瘤、纤维瘤等

六、方形/矩形
Square/rectangular

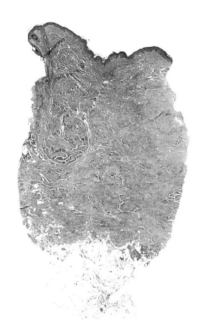
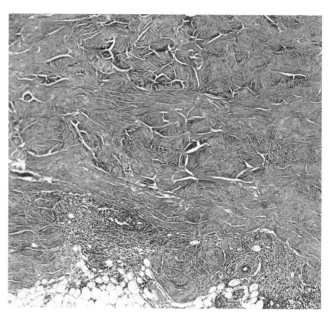

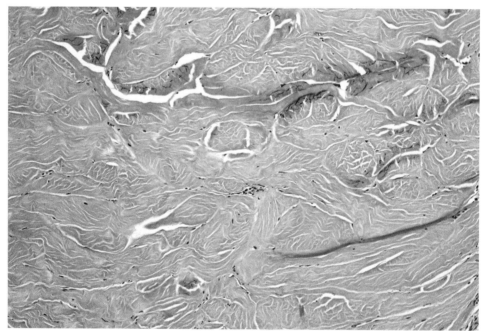

⊙ 硬斑病

- 方形 / 矩形
- 真皮内粗大、粉色脏污胶原纤维

- 血管周围浆细胞浸润
- 附属器结构缺如或萎缩

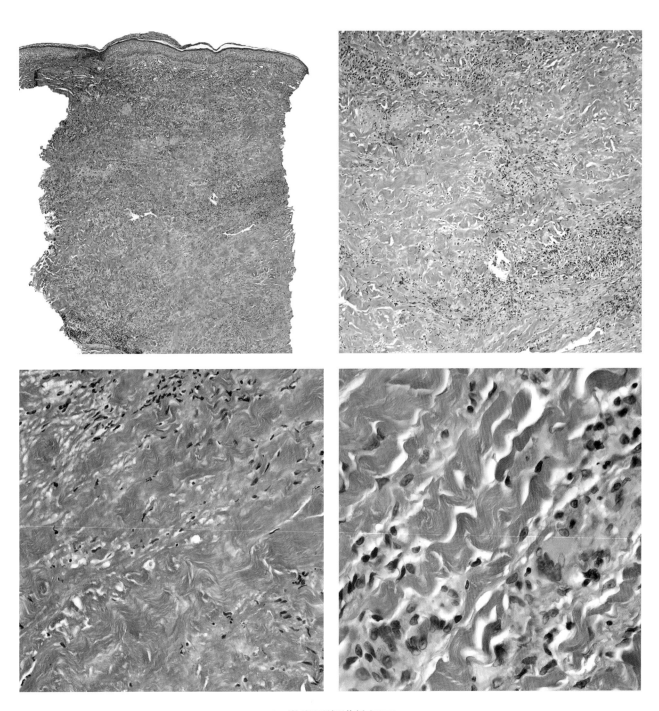

⊙ 类脂质渐进性坏死

- 方形 / 矩形
- 胶原变性，渐进性坏死区层叠，周边炎症细胞栅栏状排列
- 巨细胞和浆细胞显著

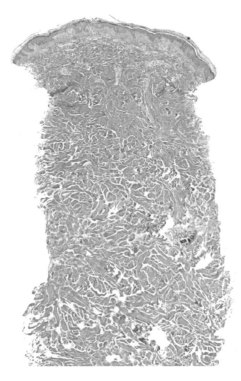
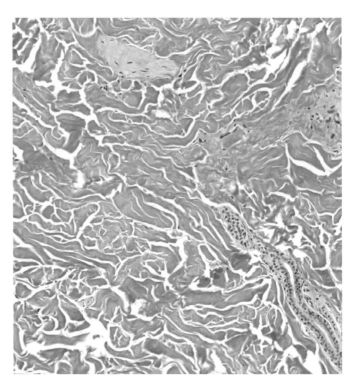

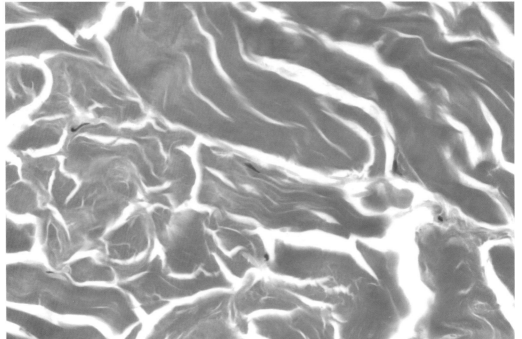

⊙ **背部正常皮肤**

- 方形 / 矩形
- 真皮内正常外观的胶原束
- 无黏蛋白沉积

第 1 章　低倍镜下形态

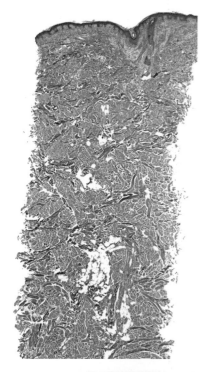
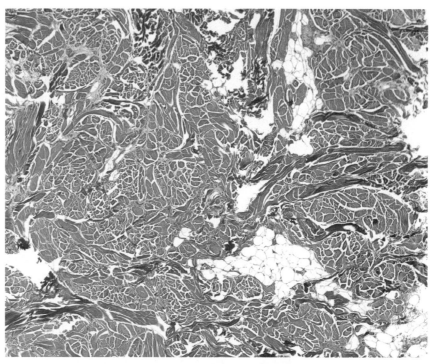

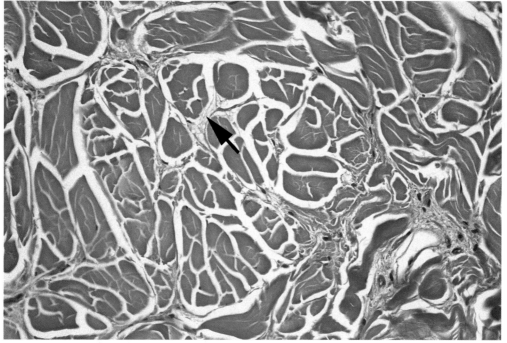

⊙ 硬肿症

- 方形 / 矩形
- 胶原间因黏蛋白沉积导致胶原束间隙增宽（箭）
- 成纤维细胞无增多

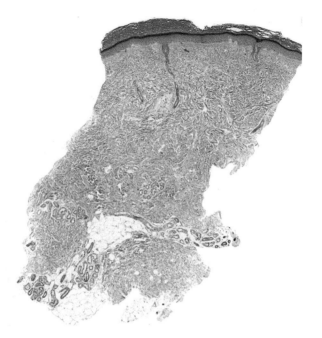

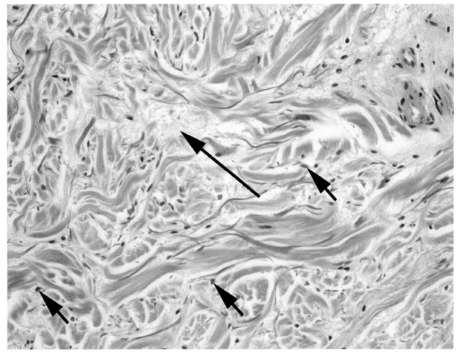

⊙ **硬化黏液性水肿**

- 方形 / 矩形
- 胶原间因黏蛋白沉积导致胶原束间隙增宽（长箭）
- 成纤维细胞增加（短箭）

注意：黏液水肿性苔藓组织病理学上类似但临床不同；肾源性系统纤维化可能有类似表现，但病变位置更深

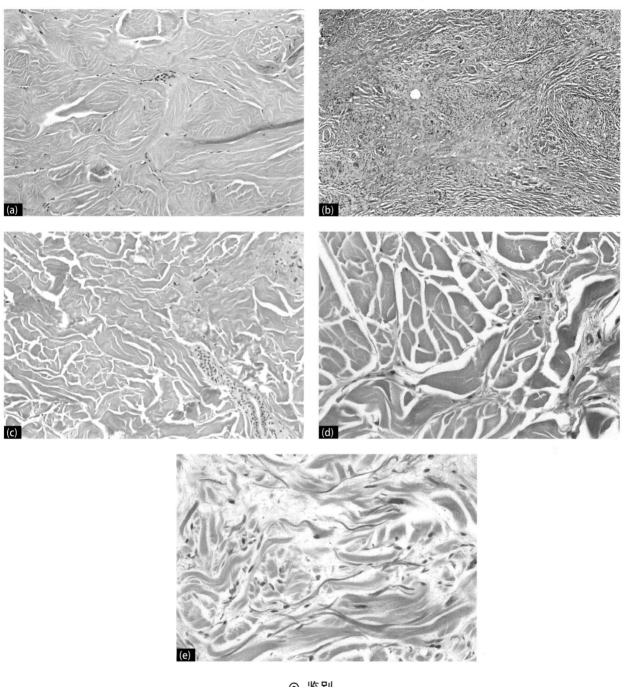

⊙ 鉴别

(a) 硬斑病：胶原窗消失，胶原束增粗

(b) 类脂质渐进性坏死：胶原变性与栅栏状炎症细胞呈三明治样分布（巨细胞、浆细胞）

(c) 背部正常皮肤：胶原束大小正常，无黏蛋白沉积

(d) 硬肿症：胶原间黏蛋白沉积

(e) 硬化性黏液性水肿：黏蛋白和成纤维细胞增生

七、栅栏状
Palisading reactions

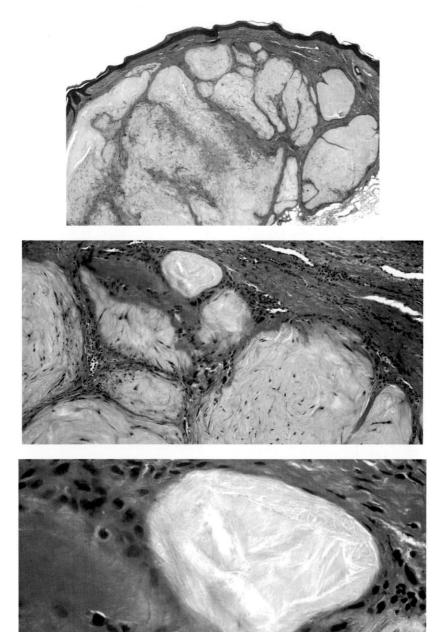

⊙ 痛风

- 灰白色无定型物质边缘呈羽毛状，周边栅栏样组织细胞包绕

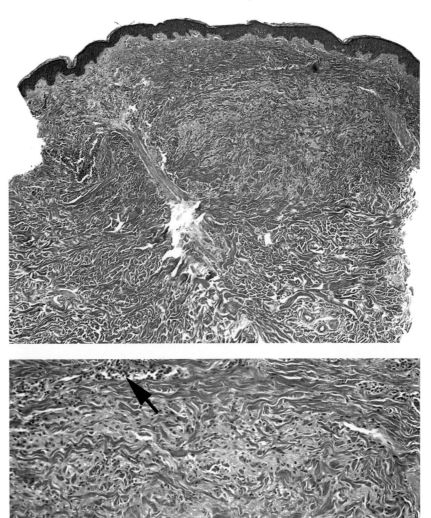

⊙ 环形肉芽肿

- 变性的胶原纤维周边栅栏样组织细胞包绕，嗜碱性黏蛋白沉积（长箭）
- 血管周边淋巴细胞浸润（短箭）

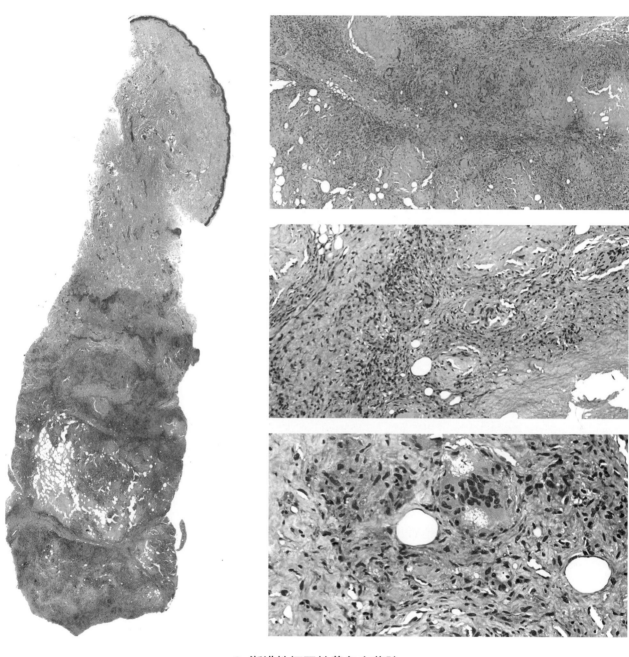

⊙ **渐进性坏死性黄色肉芽肿**

- 坏死的病灶周边围绕着栅栏状排列的多核巨细胞和组织细胞
- 散在的Touton巨细胞
- 胆固醇结晶裂隙、浆细胞，另外可能出现淋巴滤泡

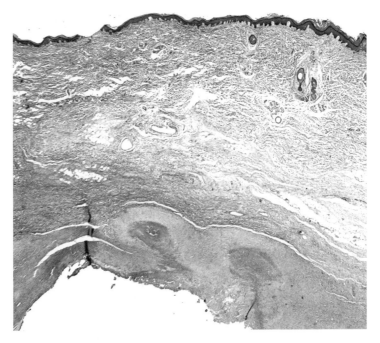

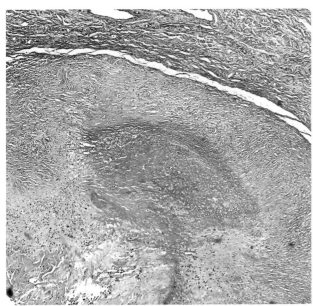 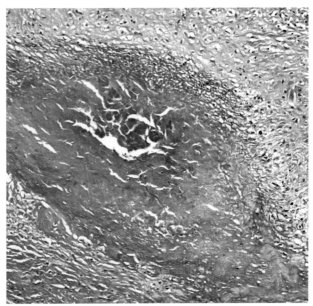

⊙ 类风湿结节

- 中央嗜伊红纤维蛋白周边栅栏样组织细胞包绕
- 病变位置比较深

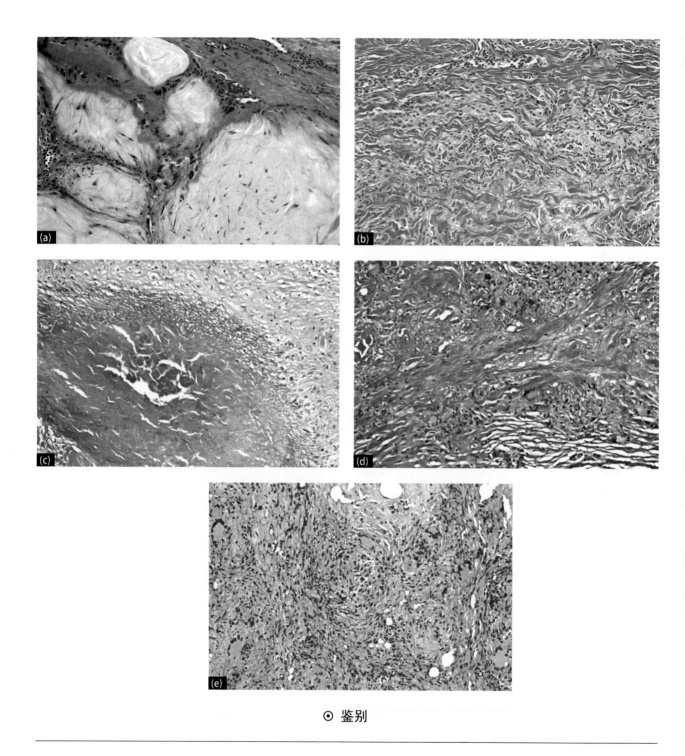

⊙ 鉴别

(a) 痛风：中央灰白色羽毛状物质

(b) 环状肉芽肿：中央胶原变性，蓝色的黏蛋白沉积

(c) 类风湿结节：中间粉红色的纤维蛋白

(d) 类脂质渐进性坏死：变性的"红色"胶原周边

巨细胞，浆细胞包绕（见083页）

(e) 渐进性坏死性黄色肉芽肿：奇异多核巨细胞；Touton巨细胞

八、脓肿上假上皮瘤样增生
Pseudoepitheliomatous hyperplasia above abscesses

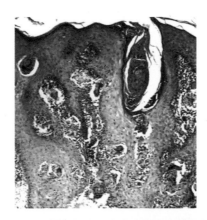

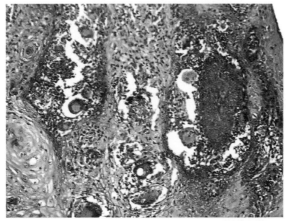

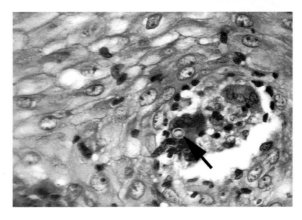

◎ 芽生菌病

- 脓肿上假上皮瘤样增生
- 酵母菌形态（箭）典型表现为广泛的出芽

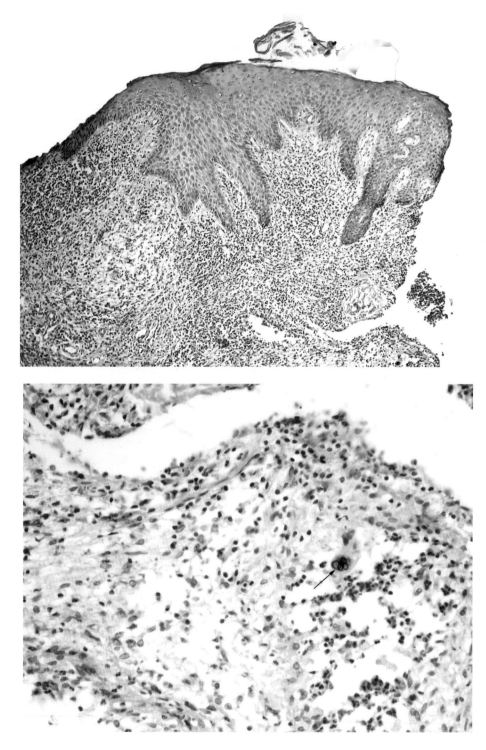

⊙ 着色芽生菌病

- 脓肿上假上皮瘤样增生
- 棕色圆形厚壁分隔孢子"十字面包"（枸杞形、硬核体、硬币形）（箭）

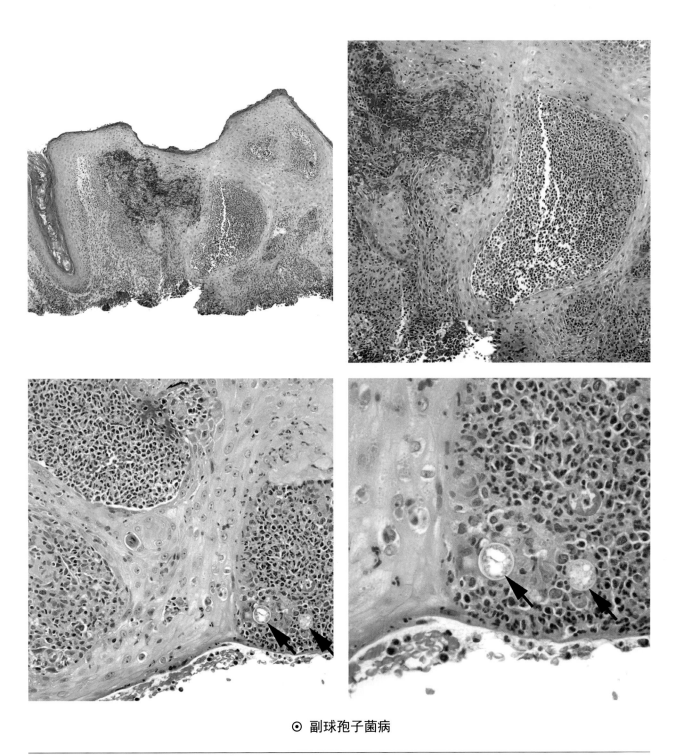

⊙ 副球孢子菌病

- 脓肿上方假上皮瘤样增生
- 大的（80～200μm）孢囊内包含着内生芽胞（箭）

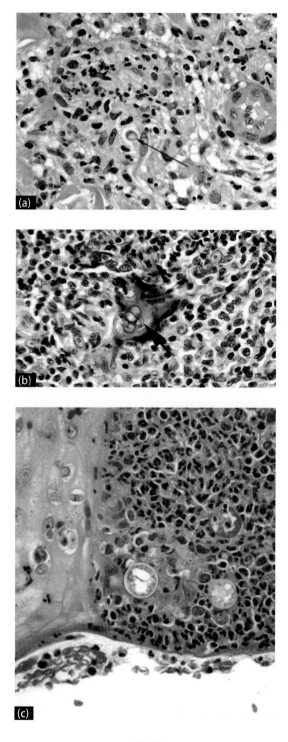

⊙ 鉴别

(a) 芽生菌病：8～30μm酵母结构（箭头）

(b) 着色芽生菌病：5～12μm枸杞状

(c) 副球孢子菌病：80～200μm孢囊内包含内生芽胞

注意：副球孢子菌病（6～60μm Mariner 轮；一种在美国不常见的感染）、孢子丝菌病（活检组织找不到病原体）、疣状皮肤结核也表现为此模式

第2章　格式塔：发疹/炎症

Gestalt: Rash / Inflammatory

Dermatopathology: Diagnosis by First Impression, Third Edition. By Christine J. Ko and Ronald J. Barr.

© 2017 John Wiley & Sons, Ltd. Published 2017 by John Wiley & Sons, Ltd.

相关网址: www.wiley. com/go/ko/dermatopathology3e

第一节　表皮改变
Epidermal changes

一、角化不全
Parakeratosis

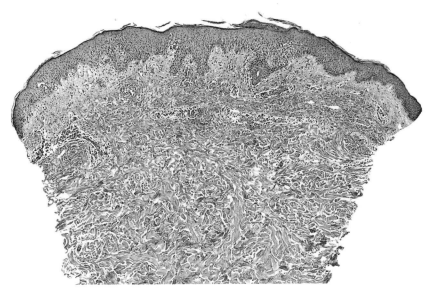

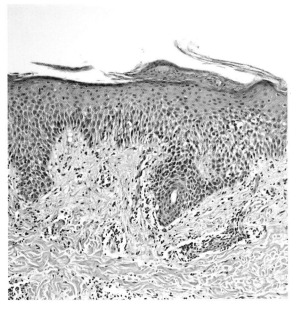
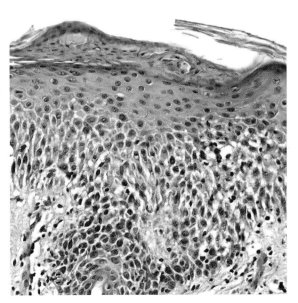

◉ 棘细胞层水肿性皮炎

- "湿的"角化不全（角化不全伴浆液渗出）
- 角质细胞间间隙增宽
- 可能有小囊包

- 淋巴细胞胞吐
- 血管周围炎症反应

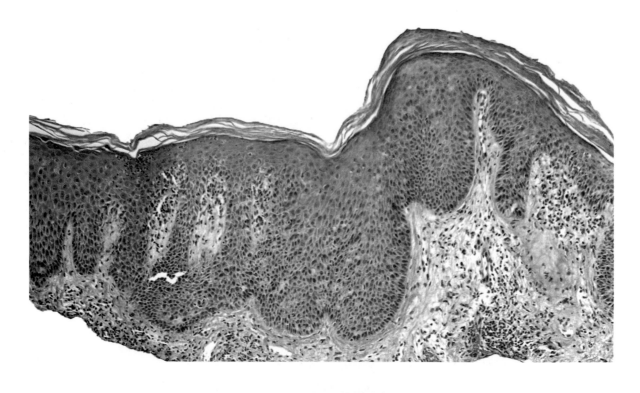

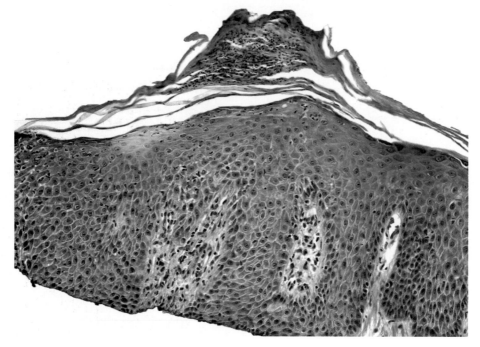

⊙ 银屑病

- 干的角化不全伴中性粒细胞浸润
- 规整棘层增生
- 颗粒层减少

- 棘细胞层中性粒细胞浸润
- 真皮乳头血管增生
- 血管周围炎症反应

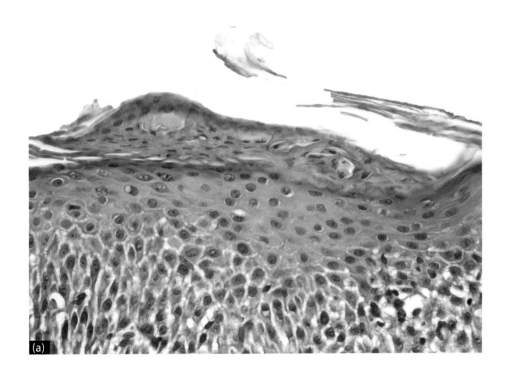

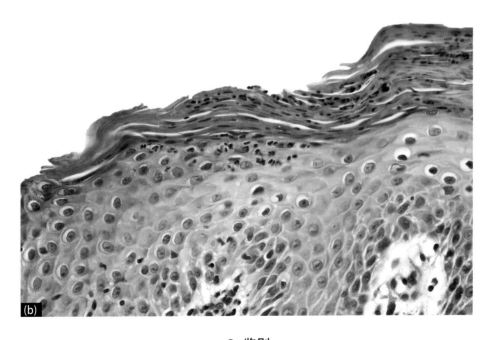

⊙ 鉴别

(a) 海绵水肿性皮炎：湿性角化不全，伴角质形成细胞间隙增宽，颗粒层增生

(b) 银屑病：干性角化不全伴中性粒细胞，棘层规则增厚，颗粒层减少，真皮乳头血管扩张明显

二、海绵水肿
Spongiosis

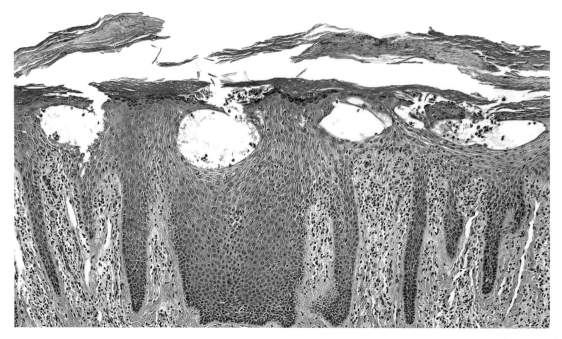

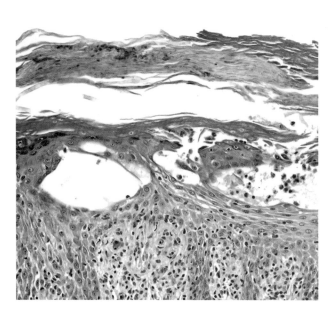
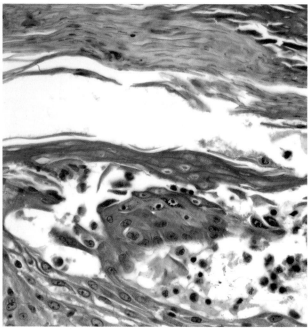

⊙ 变应性接触性皮炎

- 海绵水肿
- 真皮浅层血管增生

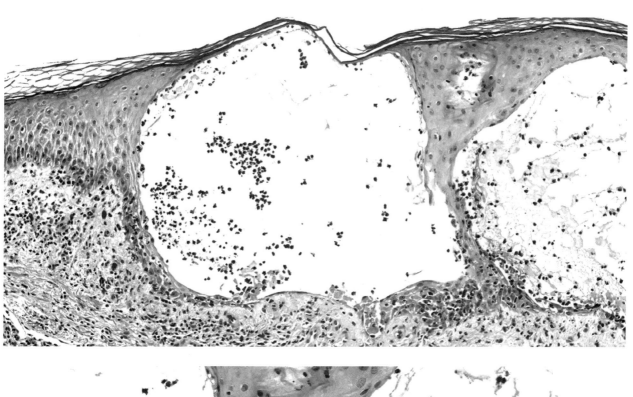

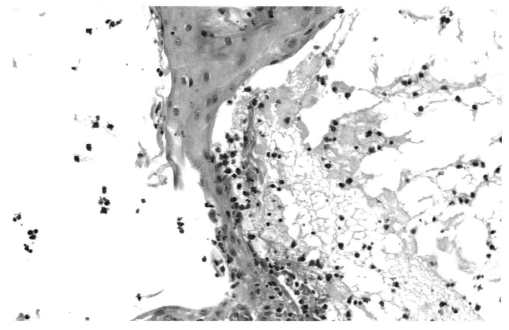

⊙ 昆虫叮咬

- 嗜酸性粒细胞性海绵水肿
- 低倍镜下楔形模式的炎症
- 表皮内水疱明显

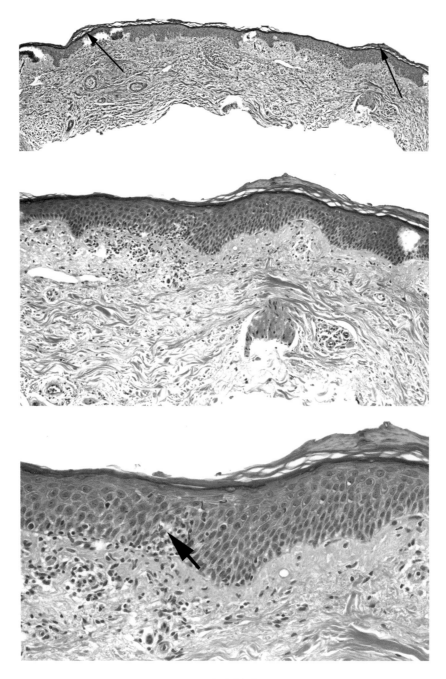

⊙ 玫瑰糠疹

- 轻度表皮海绵水肿（短箭）
- 灶状的角化不全（长箭）
- 真皮浅层血管周围淋巴细胞浸润
- 红细胞外渗

注意： 点滴型银屑病与此不同；在灶状角化不全中有中性粒细胞浸润则倾向于点滴型银屑病

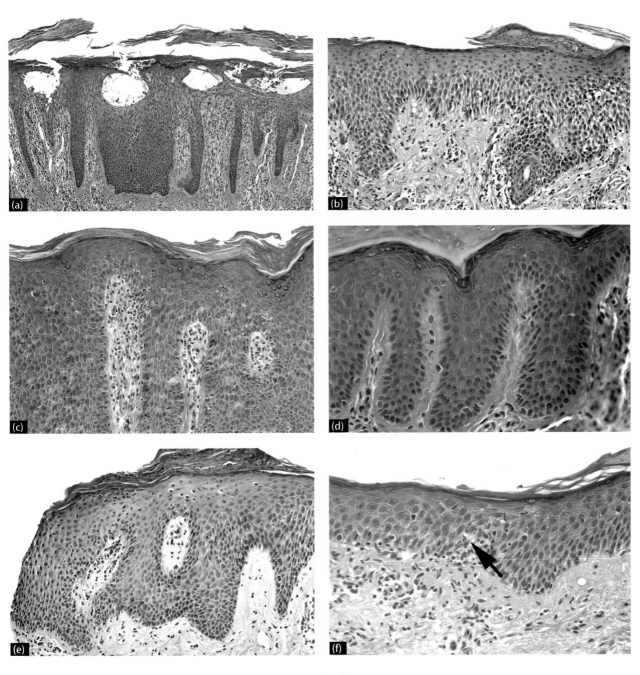

⊙ 鉴别

(a) 急性海绵水肿伴水疱（变应性接触性皮炎）：
角化不全；表皮内水疱；细胞间水肿

(b) 急性至亚急性海绵水肿：伴浆液渗出的角化不
全（"湿性"角化不全），细胞间水肿

(c) 慢性海绵水肿：角化不全，颗粒层，棘层增
厚，轻度细胞间水肿（见106页）

(d) 慢性单纯性苔藓：可见透明层，轻度海绵水肿，
真皮乳头胶原纤维与表皮垂直排列（见107页）

(e) 银屑病：干性角化不全（角化不全通常不伴浆
液）常伴中性粒细胞脓肿，颗粒层减少，在棘
层存在中性粒细胞，棘层规则增厚，真皮乳头
血管扩张明显（见100页、109页）

(f) 玫瑰糠疹：灶性角化不全，表皮和真皮乳头红
细胞/淋巴细胞浸润

三、丘疹鳞屑性（银屑病样变）
Papulosquamous(psoriasiform)

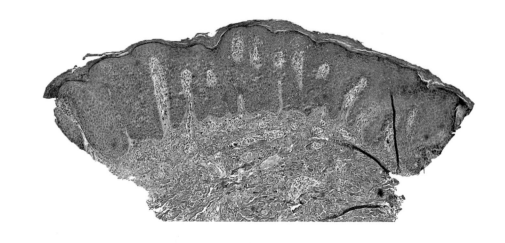

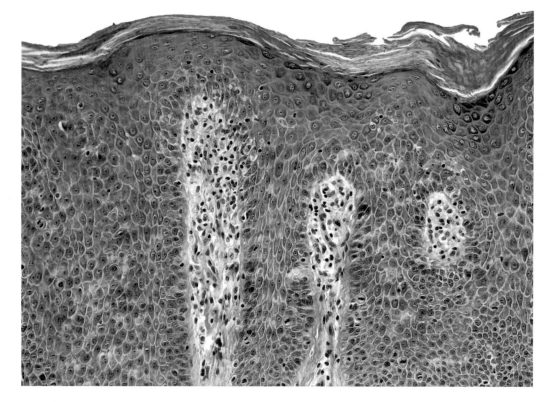

⊙ 慢性海绵水肿性皮炎

- 丘疹鳞屑性（银屑病样）
- 局灶角化不全
- 角质形成细胞间微小水肿灶
- 棘层不规则增厚伴颗粒层增生

- 血管周围炎症细胞浸润

注意：慢性海绵水肿性皮炎和慢性单纯性苔藓之间有部分重叠，而后者典型表现缺乏角化不全和海绵水肿，但有真皮胶原纤维化

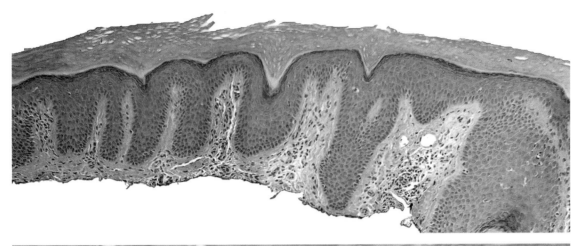

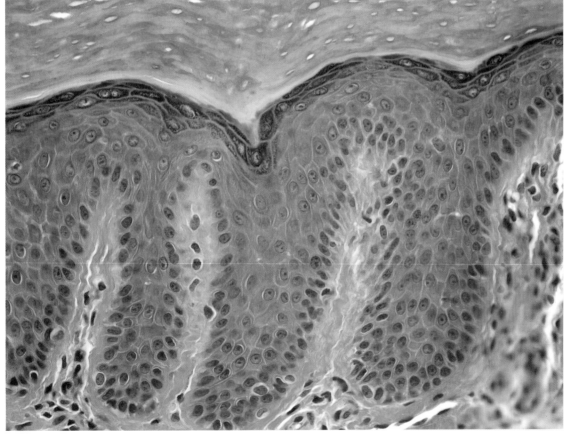

⊙ **慢性单纯性苔藓**

- 丘疹鳞屑性（银屑病样）
- 表皮角化过度，见透明层

- 颗粒层增厚，棘层不规则增生
- 真皮乳头可见垂直于表皮的胶原纤维

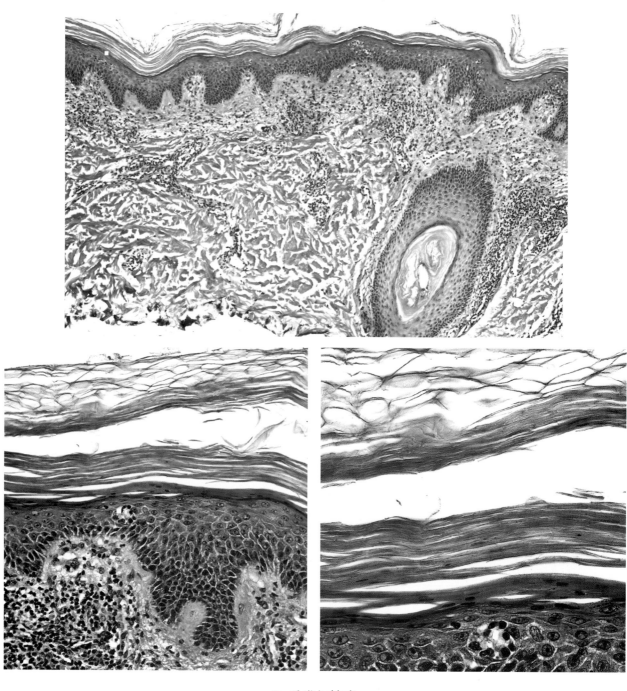

⊙ 毛发红糠疹

- 丘疹鳞屑性（银屑病样）
- 交替出现的角化过度和干性角化不全，呈方格布样外观
- 毛囊角栓
- 表皮棘层不规则增厚

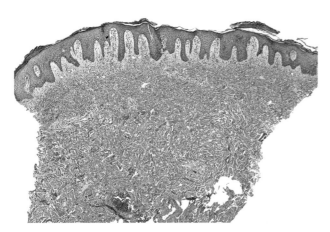
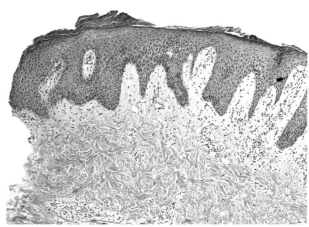

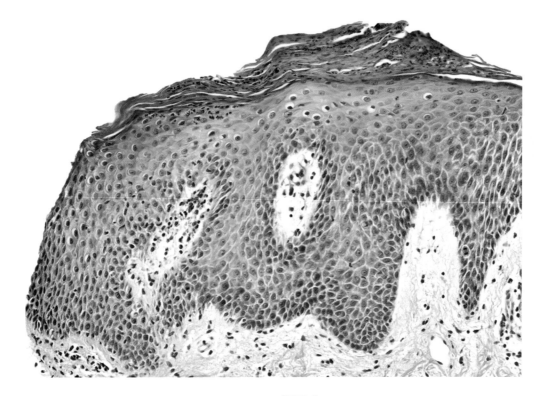

⊙ 银屑病

- 丘疹鳞屑性
- 伴中性粒细胞的干性角化不全
- 伴颗粒层减少的棘层规则增厚
- 真皮乳头血管扩张明显

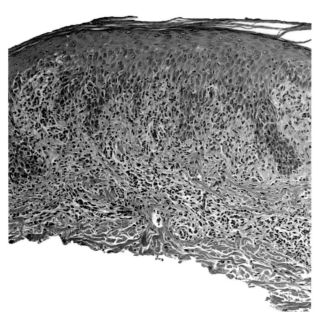
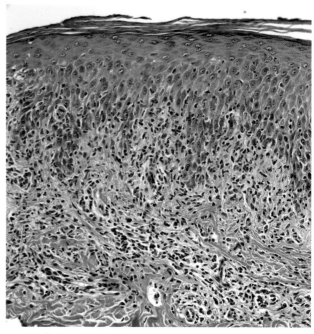

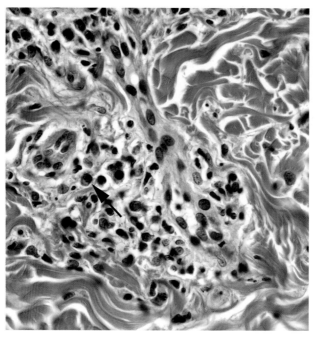

⊙ 二期梅毒

- 丘疹鳞屑性（银屑病样）
- 类似急性痘疮样苔藓样糠疹伴浆细胞浸润（箭）
- 角化不全，有时伴中性粒细胞微脓疡

- 棘层齿梳状增生
- 苔藓样变，真皮深层血管周围浆细胞浸润
- 内皮细胞水肿

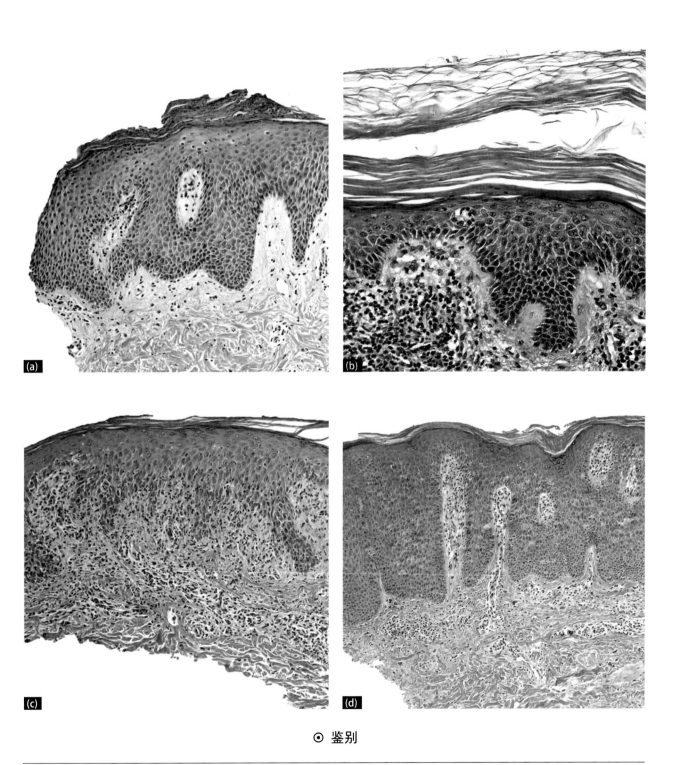

⊙ 鉴别

(a) 银屑病：表皮中性粒细胞微脓肿，棘层规则增厚，真皮乳头血管扩张明显

(b) 毛发红糠疹：呈方格布样外观的角化过度和干性角化不全，毛囊角栓

(c) 二期梅毒：伴齿梳状的棘层增厚，苔藓样炎症，内皮细胞水肿，见浆细胞浸润

(d) 慢性海绵水肿性皮炎：角化不全伴灶性海绵水肿，棘层不规则增厚

注意：当与银屑病难以或无法区别时，统称为"银屑病样"皮炎

四、界面（空泡样变）
Interface(vacuolar)

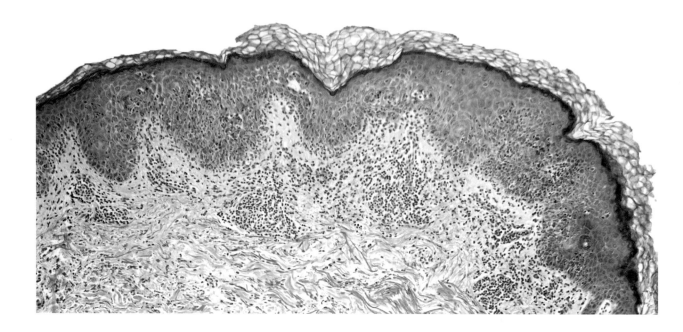

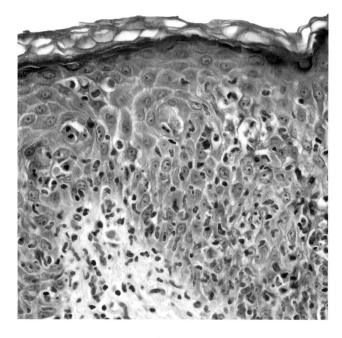

⊙ 多形红斑

- 界面（空泡）改变伴表皮下方角质形成细胞坏死
- 网篮状角化
- 相对稀疏的淋巴细胞浸润

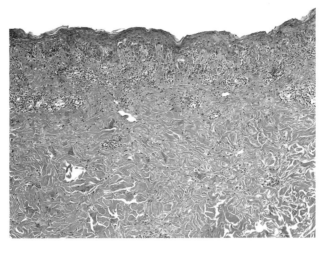

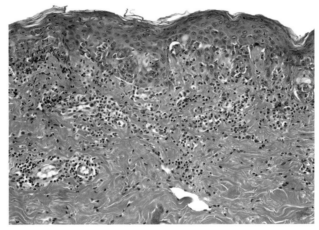

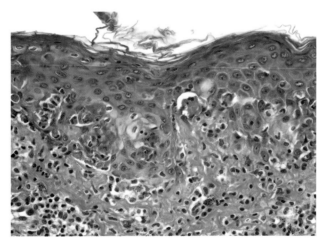

⊙ **固定性药疹**

- 界面空泡变性
- 网篮状角化和真皮色素失禁
- 可有大量坏死角质形成细胞，模仿多形红斑
- 浅层和深层血管周围炎症细胞浸润
- 嗜酸性粒细胞和中性粒细胞混合浸润

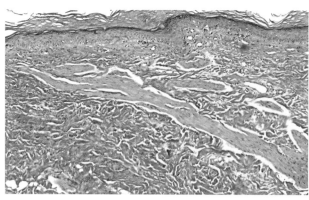
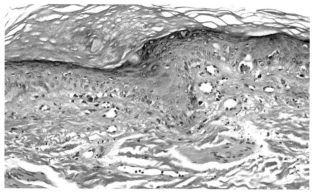
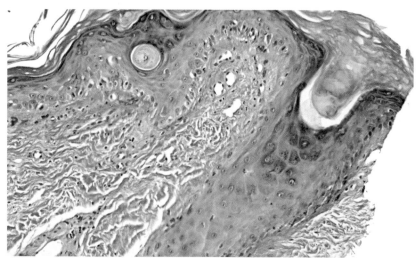
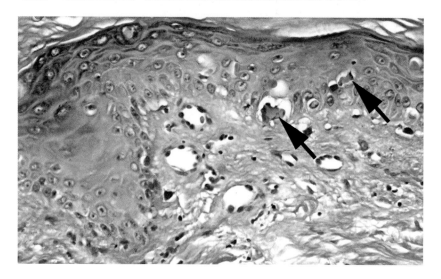

⊙ **移植物抗宿主病**

- 真皮表皮交界处空泡变性
- 表皮可见角质形成细胞坏死（箭），毛囊周围淋巴细胞浸润（卫星状细胞坏死）

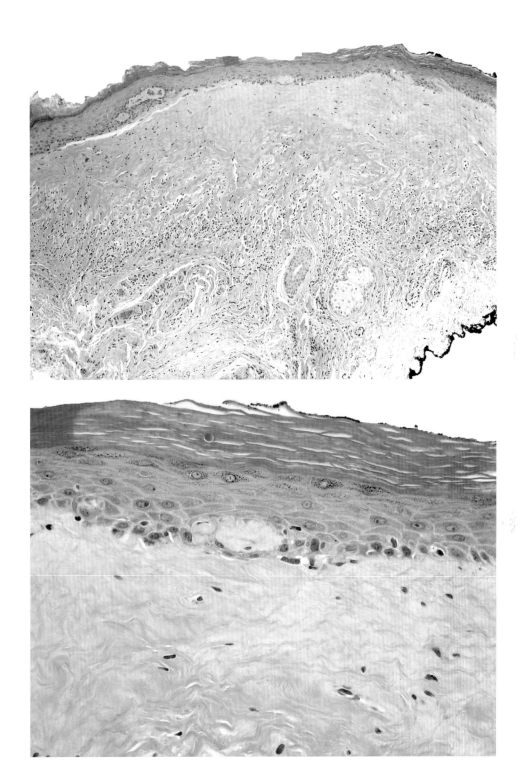

⊙ **硬化萎缩性苔藓**

- 角化过度及淋巴细胞浸润
- 真表皮连接处空泡变性

- 真皮乳头胶原粉红色均质样变性
- 下方带状炎症细胞浸润

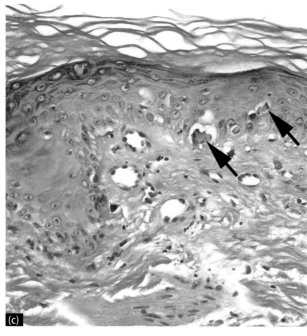

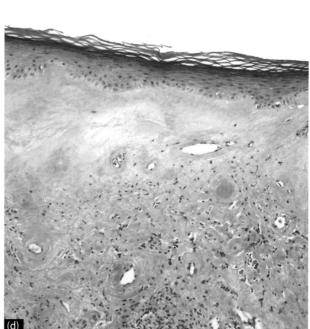

⊙ 鉴别

(a) 多形红斑：网篮状角质层，下部表皮较多坏死角质形成细胞，浅表血管周围淋巴细胞浸润

(b) 固定性药疹：网篮状角化，浅层和深层混合炎症细胞浸润，色素失禁

(c) 移植物抗宿主病：毛囊亦可出现坏死角质形成细胞，相对稀疏的炎症

(d) 硬化萎缩性苔藓：角化过度，真皮浅层胶原均质化，其下有淋巴细胞浸润带

五、界面（苔藓样变）
Interface(lichenoid)

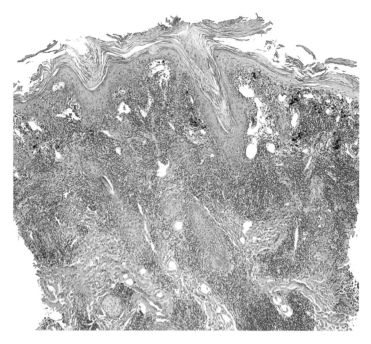

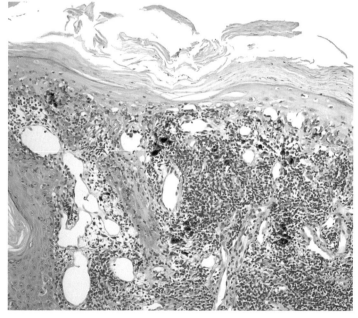

⊙ **盘状红斑狼疮**

- 苔藓样浸润（**注意**：有时盘状红斑狼疮表现为界面空泡变性）
- 毛囊角栓
- 表皮萎缩
- 基底膜带增厚
- 色素失禁
- 附件周围及血管周围淋巴细胞浸润

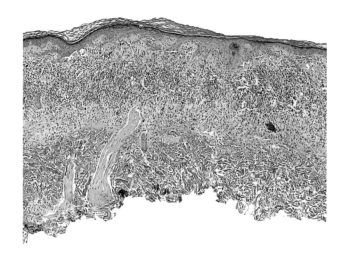

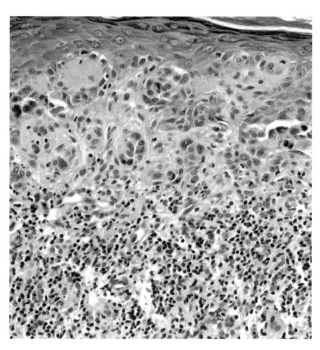
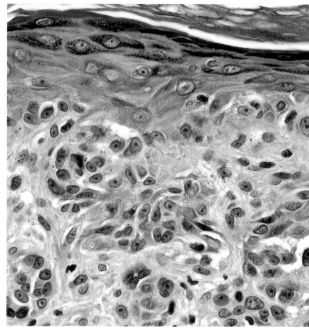

◉ 晕痣

- 苔藓样浸润
- 巢状黑素细胞在交界处和（或）真皮（被淋巴细胞遮盖）

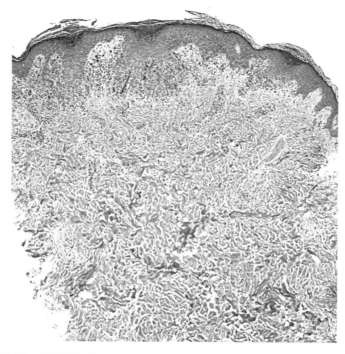

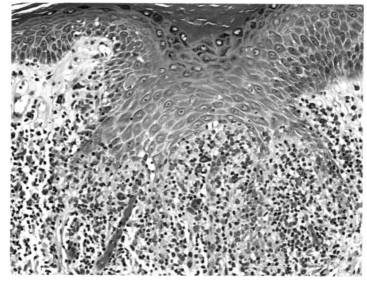

⊙ **扁平苔藓**

- 苔藓样浸润
- 角化过度，棘层不规则增厚，颗粒层增厚
- 基底层锯齿状
- 胶样小体，Civatte小体
- 色素失禁
- 通常无嗜酸性粒细胞

- 如果为黏膜皮损，可见浆细胞

注意：苔藓样药疹可有类似损害，但常表现为角化不全并伴有嗜酸性粒细胞浸润

注意：良性苔藓样角化病有类似病理表现（需要临床病史）

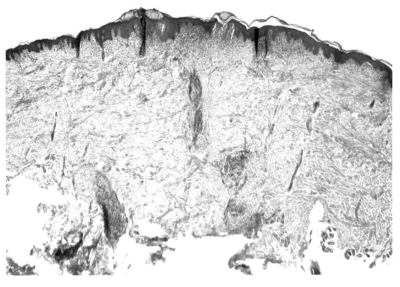

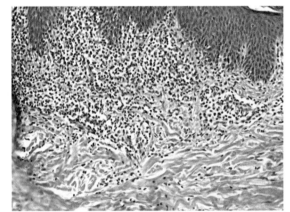

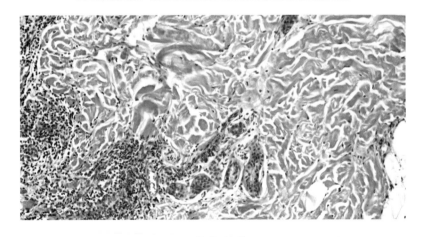

⊙ 线状苔藓

- 片状的苔藓样浸润和深层血管周围/附属器周围炎症细胞浸润
- 汗腺周围淋巴细胞浸润为线索

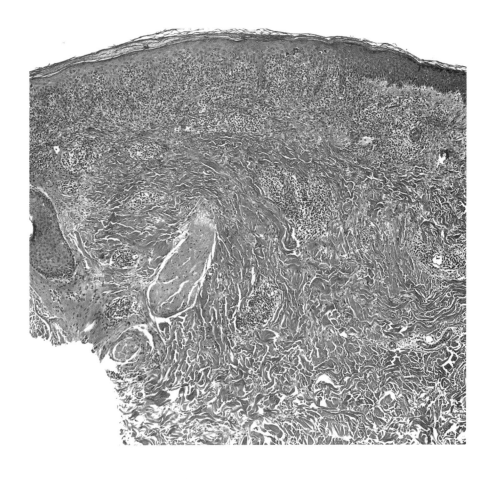

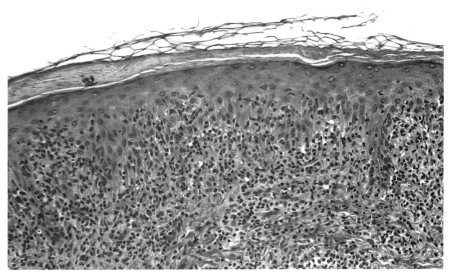

⊙ **急性痘疮样苔藓样糠疹**

- 苔藓样和深层血管周围淋巴细胞浸润（低倍镜下呈楔形）
- 如果有浆细胞，考虑二期梅毒
- 角化不全
- 表皮内红细胞，真皮亦见红细胞外溢
- 表皮坏死

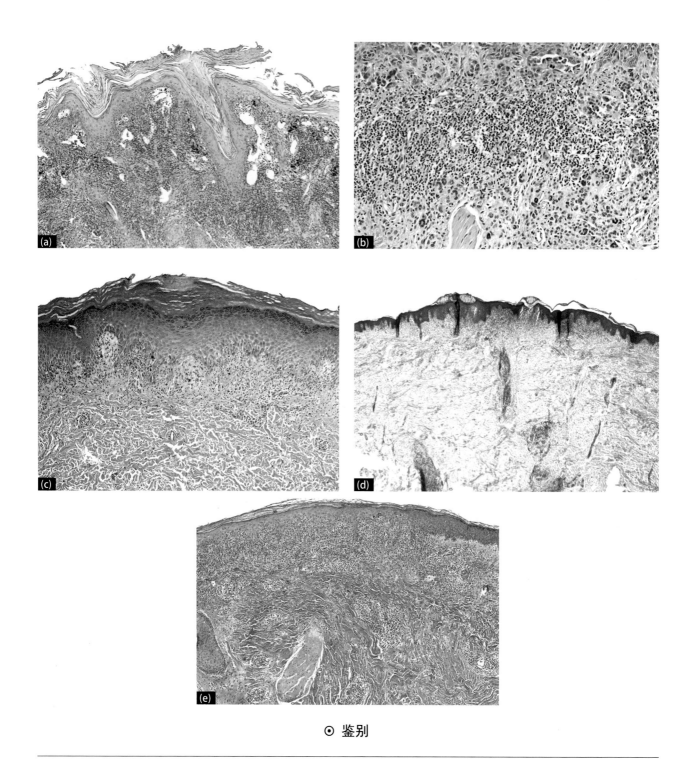

⊙ 鉴别

(a) 盘状红斑狼疮：角化过度，表皮可萎缩，基底膜增厚，真皮浅层及深层淋巴细胞浸润

(b) 晕痣：有黑素细胞但是被淋巴细胞掩盖

(c) 扁平苔藓：角化过度，颗粒层增厚，棘层增厚，表皮不规则增生，界面淋巴细胞带状浸润

(d) 线状苔藓：可有海绵水肿，真皮乳头及真皮深部毛囊、腺体周围淋巴细胞浸润

(e) 急性痘疮样苔藓样糠疹：角化不全，表皮和真皮乳头红细胞外溢，表皮基底层淋巴细胞，深浅血管周围淋巴细胞浸润

第二节　炎症：特殊形态和细胞类型
Inflammation: Specific patterns and cell type

一、表皮嗜酸性粒细胞浸润
Epidermal eosinophils

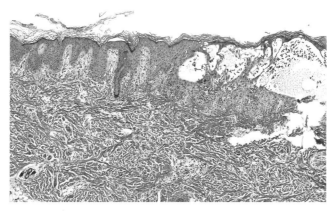

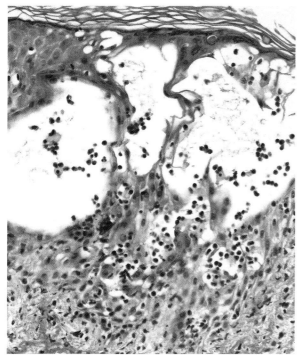
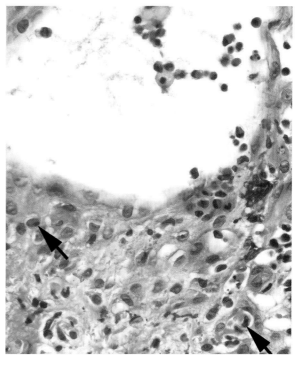

◎ 色素失禁症

- 表皮嗜酸性粒细胞浸润
- 角化不良细胞及嗜酸性粒细胞（箭）

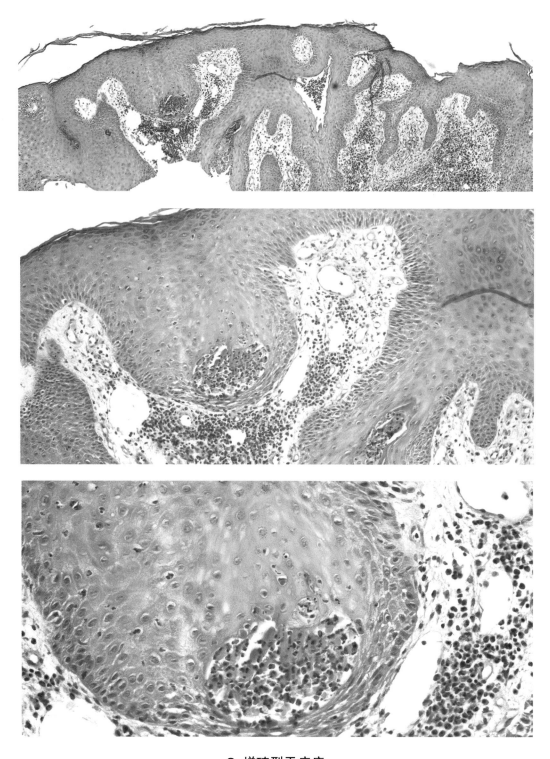

⊙ 增殖型天疱疮

- 表皮嗜酸性粒细胞脓肿
- 可无或者轻度棘层松解
- 表皮增生

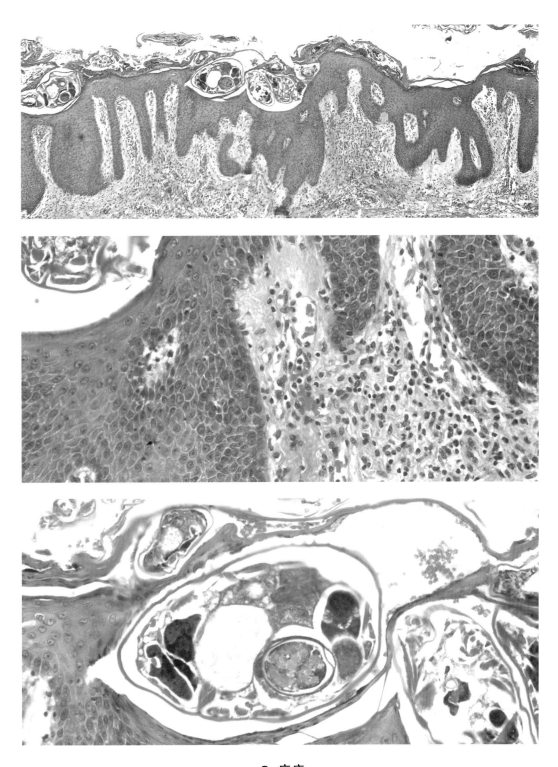

⊙ 疥疮

- 表皮嗜酸性粒细胞
- 角质层内见螨虫、粪块、卵

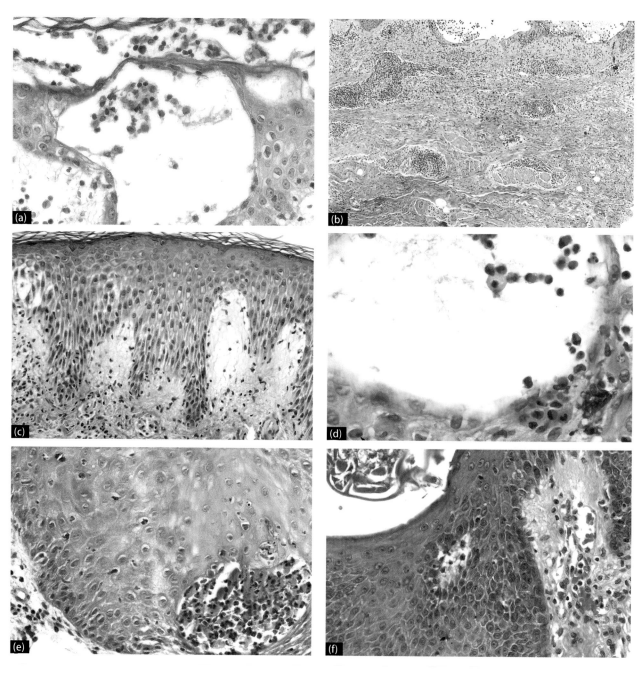

⊙ 鉴别

(a) 变应性接触性皮炎：表皮有序排列的水疱和嗜酸性粒细胞（见102页）

(b) 节肢动物叮咬反应：表皮明显水疱及嗜酸性粒细胞，也可见糜烂或楔形浸润（见103页）

(c) 大疱性类天疱疮：表皮下裂隙，基底部可见嗜酸性粒细胞（见249页）

(d) 色素失禁症：嗜酸性海绵水肿形成伴角化不良细胞

(e) 增殖型天疱疮：棘层肥厚，伴嗜酸性细胞微脓肿

(f) 疥疮：角质层中可见疥螨/粪块/虫卵

二、管周型
Perivascular

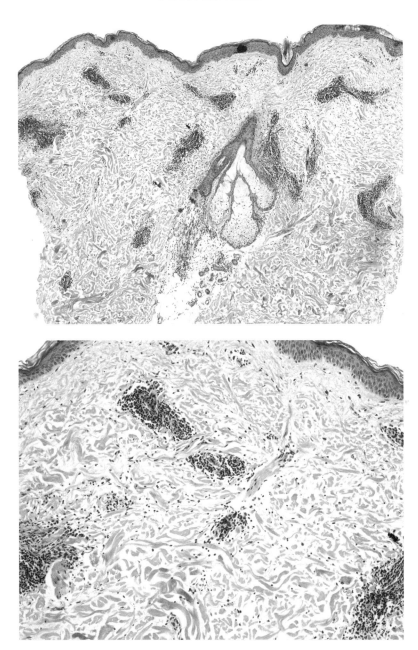

⊙ 回状红斑

- 浅层及深层血管丛周围淋巴细胞浸润
- 淋巴细胞围绕血管呈"袖口状"浸润，浸润较致密

注意：需与多形性日光疹（典型表现为真皮水肿）、Jessner皮肤淋巴细胞浸润症、结缔组织病相鉴别

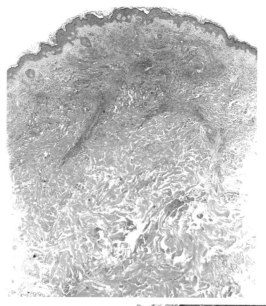

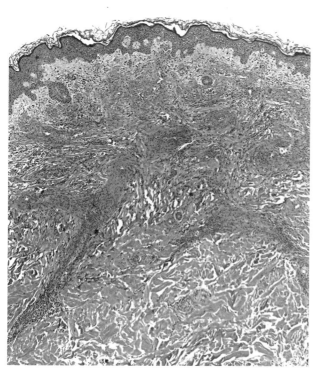

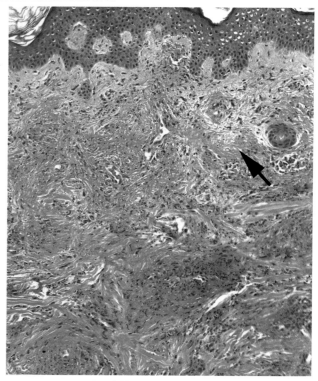

⊙ 白细胞碎裂性血管炎

- 血管周围中性粒细胞浸润及核碎裂
- 胶原变性/坏死（箭）

- 红细胞外溢
- 血管壁纤维素沉积

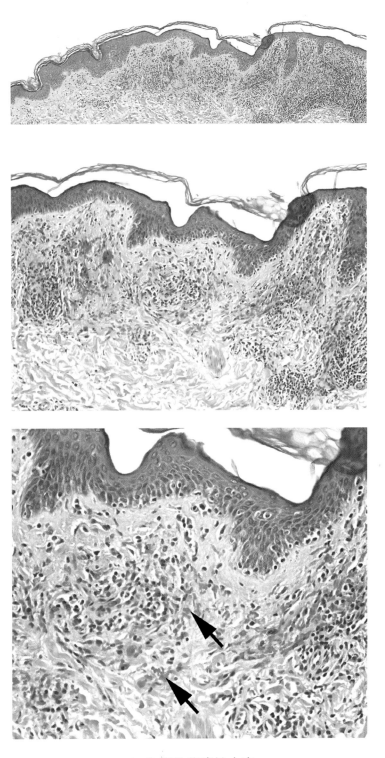

⊙ **色素性紫癜性皮病**

- 浅层血管周围淋巴细胞浸润（有时极少）
- 红细胞外溢（箭）
- 含铁血黄素细胞

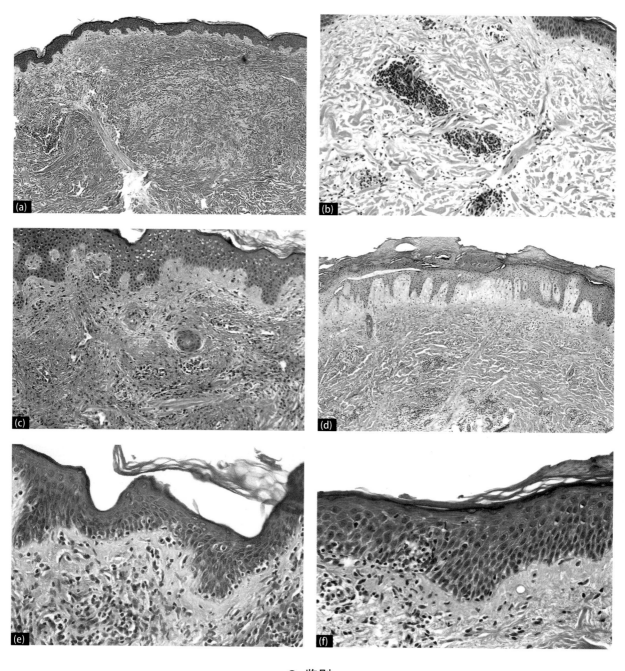

⊙ 鉴别

(a) 环状肉芽肿：血管周围淋巴细胞浸润；在环状/栅栏状排列的组织细胞中心可见黏蛋白（见099页）

(b) 回状红斑：浅层及深层血管丛周围淋巴细胞呈袖口状致密浸润，表皮正常

(c) 白细胞碎裂性血管炎：真皮浅层"散乱"，血管周围中性粒细胞浸润及核碎裂，变性胶原呈环状排列，红细胞外溢

(d) 冻伤：浅层和深层血管周围淋巴细胞浸润，腺体周围淋巴细胞可作为提示

(e) 色素性紫癜性皮病：血管周围淋巴细胞浸润（苔藓样），红细胞外溢，含铁血黄素细胞

(f) 玫瑰糠疹：灶性角化不全，轻度表皮海绵水肿，浅层血管周围淋巴细胞浸润，红细胞外溢（见104页）

三、真皮/真皮乳头带状浸润
Band-like dermal/papillary dermal infiltrate

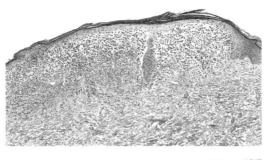

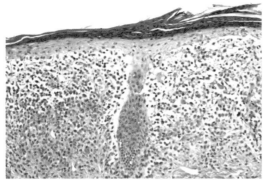

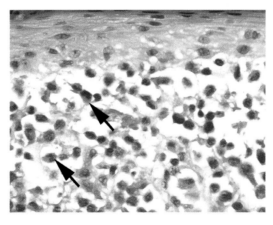

⊙ 朗格汉斯细胞组织细胞增生症

- 真皮上部带状浸润
- 浸润靠近或累及表皮
- 浸润细胞核呈肾形或咖啡豆样（有裂隙）（箭）
- 可有嗜酸性粒细胞

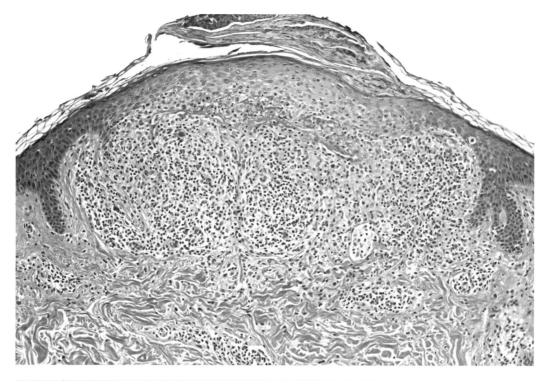

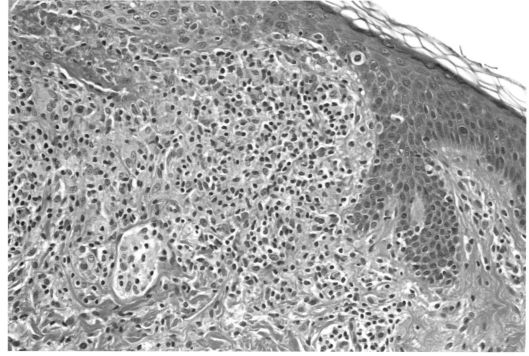

⊙ 光泽苔藓

- 表皮突如钳子似的（"爪状"）向内环绕浸润的组织细胞（"球状"）
- 浸润灶含淋巴细胞、组织细胞，偶见巨细胞

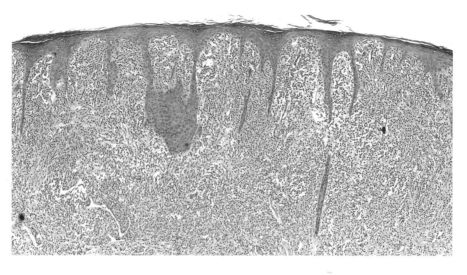

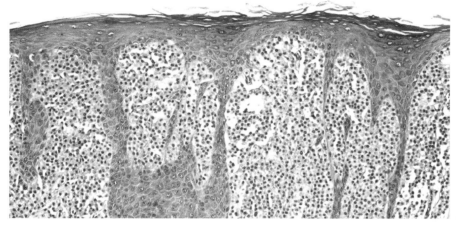

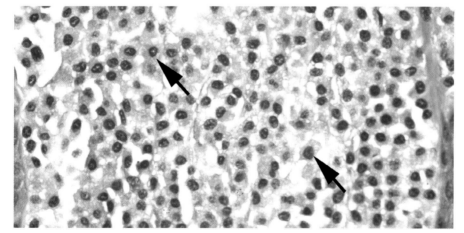

⊙ 肥大细胞增生症

- 真皮上部带状浸润（有时为血管周围或结节性浸润）
- 常见小的浸润带

- 浸润细胞有圆形细胞核，胞质内有灰蓝色颗粒（箭）
- 可能有嗜酸性粒细胞

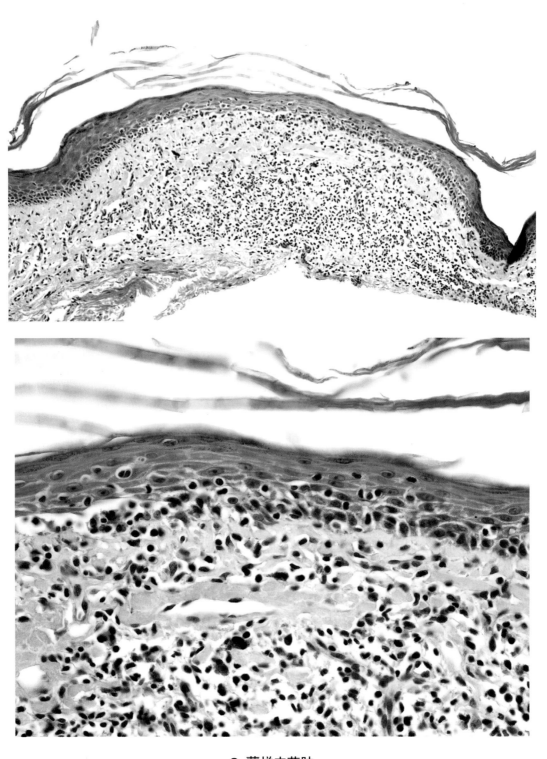

⊙ 蕈样肉芽肿

- 真皮上部带状浸润
- 浸润靠近或累及表皮
- 有时可见Pautrier微脓肿

- 淋巴细胞深染
- 真皮乳头玻璃样变

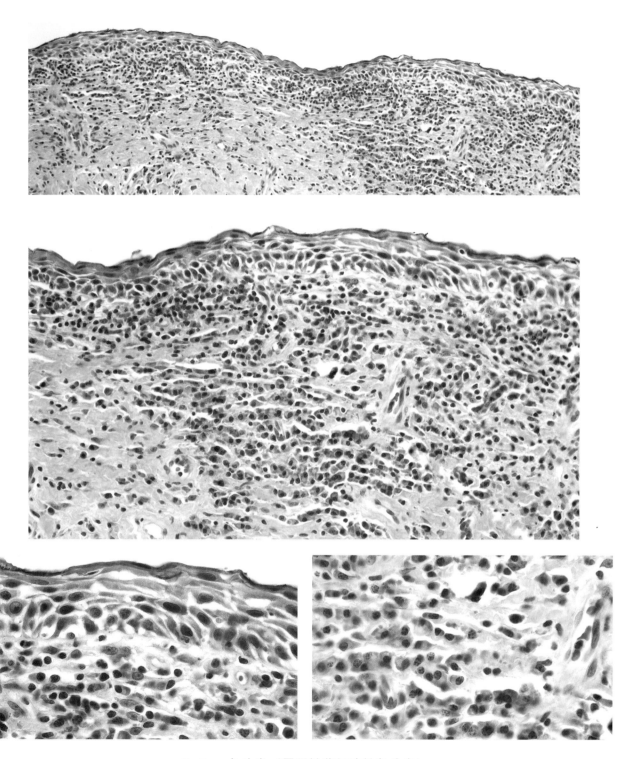

⊙ **Zoon龟头炎（局限性浆细胞性龟头炎）**

- 真皮上部带状浸润
- 菱形角质形成细胞伴细胞间水肿，表皮萎缩
- 真皮浆细胞浸润

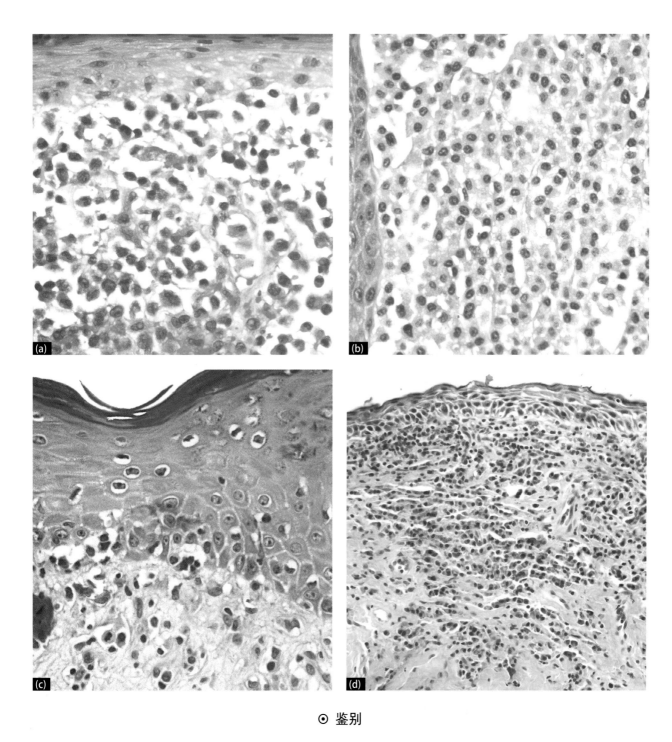

⊙ 鉴别

(a) 朗格汉斯细胞组织细胞增生症：肾形细胞核

(b) 肥大细胞增生症：圆形细胞核，胞质内有细小异染性颗粒

(c) 蕈样肉芽肿：不典型淋巴细胞浸润，空泡改变，真皮纤维化，真表皮交界处淋巴细胞浸润

(d) Zoon龟头炎：菱形角质形成细胞伴浆细胞浸润

四、弥漫型/结节型
Diffuse/nodular

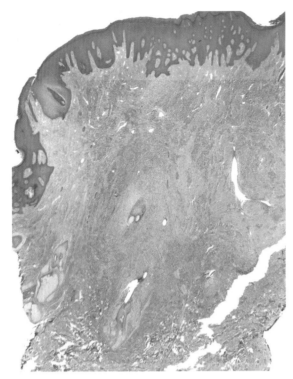
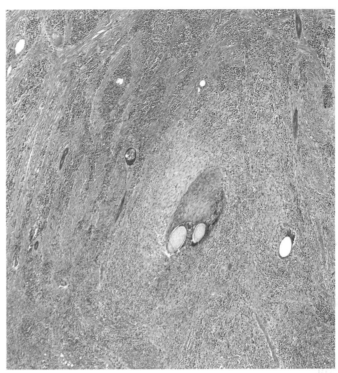

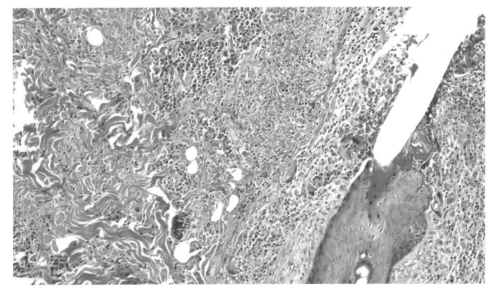

⊙ **瘢痕疙瘩性痤疮**

- 蓝色致密浸润
- 淋巴浆细胞浸润、破坏毛囊

- 真皮可见游离的毛干
- 瘢痕形成

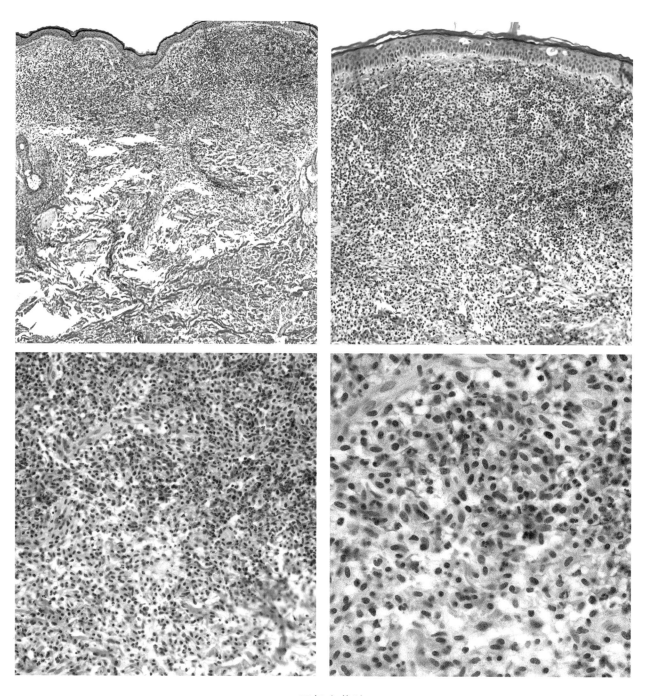

⊙ **面部肉芽肿**

- 蓝色致密浸润
- 境界带

- 浸润细胞为淋巴细胞、组织细胞、嗜酸性粒细胞或中性粒细胞
- 可见不同的血管炎表现

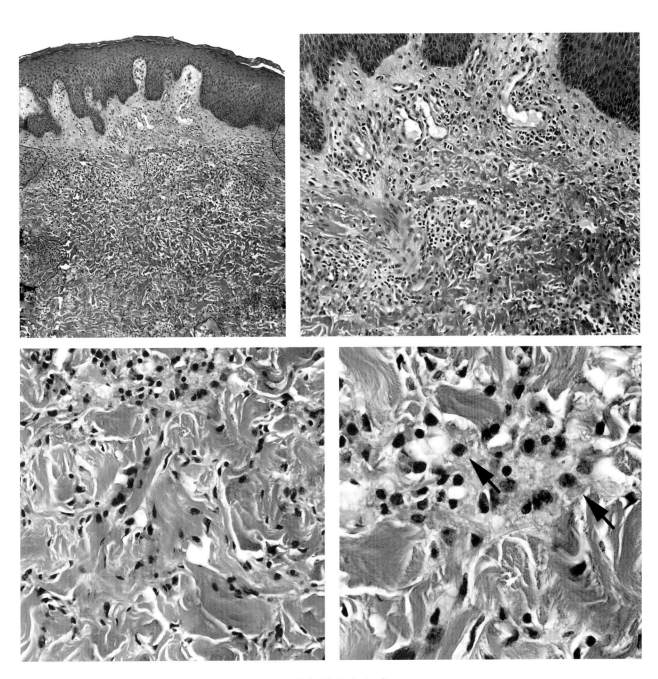

⊙ 粒细胞性白血病

- 蓝色致密浸润
- 通过胶原浸润血管周围
- 细胞不典型增生，胞质内有细小异染颗粒（箭）

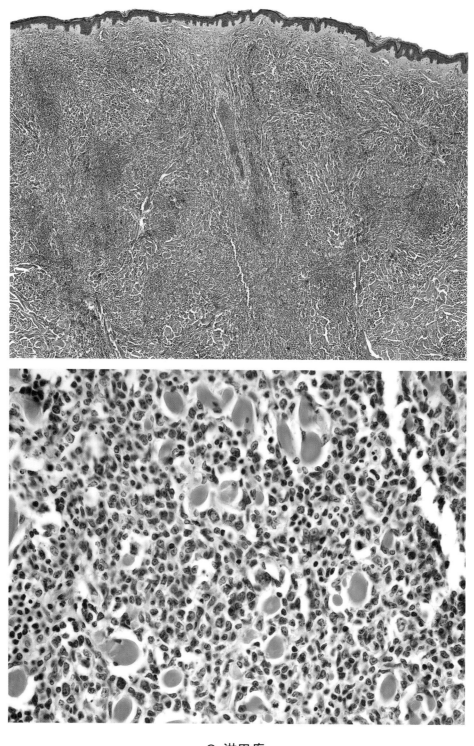

◉ **淋巴瘤**

- 蓝色致密浸润
- 单一淋巴细胞浸润，常为不典型增生
- 常为"底部较重"模式浸润

注意： 临床病史和特殊染色在诊断中起重要作用

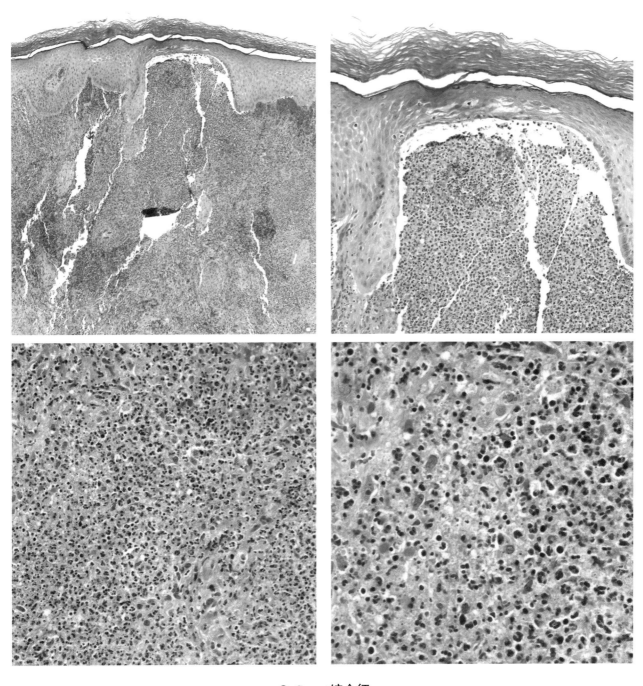

⊙ **Sweet综合征**

- 蓝色致密浸润
- 真皮乳头水肿

- 中性粒细胞浸润
- 血管炎表现一般不明显

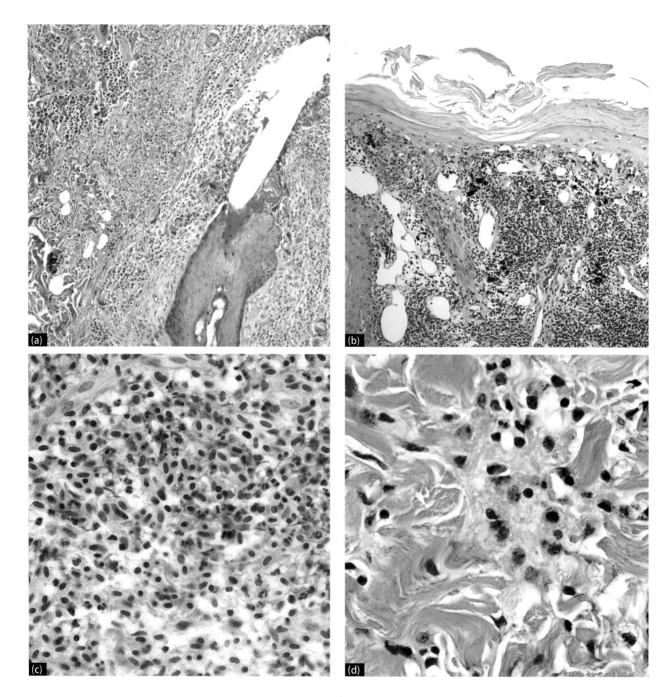

⊙ 鉴别

(a) 瘢痕疙瘩性痤疮：淋巴浆细胞浸润/破坏毛囊，伴瘢痕形成

(b) 盘状红斑狼疮：界面改变，浅层和深层血管及皮肤附属器周围可见淋巴细胞浸润，色素失禁（见117页）

(c) 面部肉芽肿：境界带下方嗜酸性粒细胞混合浸润和血管炎

(d) 粒细胞性白血病：血管周围可见不典型增生细胞，胞质有异染颗粒，浸润真皮

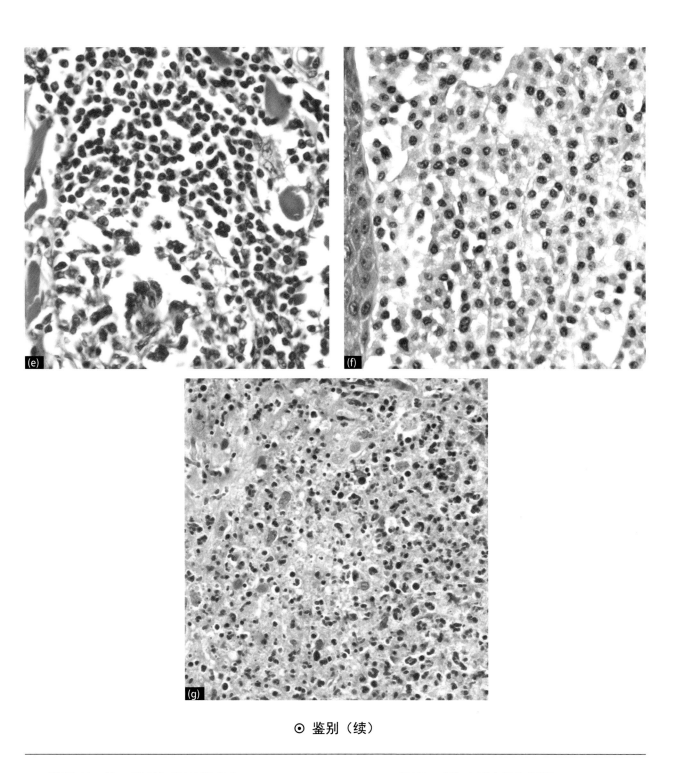

⊙ 鉴别（续）

(e) 淋巴瘤：单一淋巴细胞浸润真皮   **注意**：感染也可有致密浸润

(f) 肥大细胞瘤：致密"煎蛋"样肥大细胞（见133页）

(g) Sweet 综合征：中性粒细胞浸润

五、皮下型
Subcutaneous

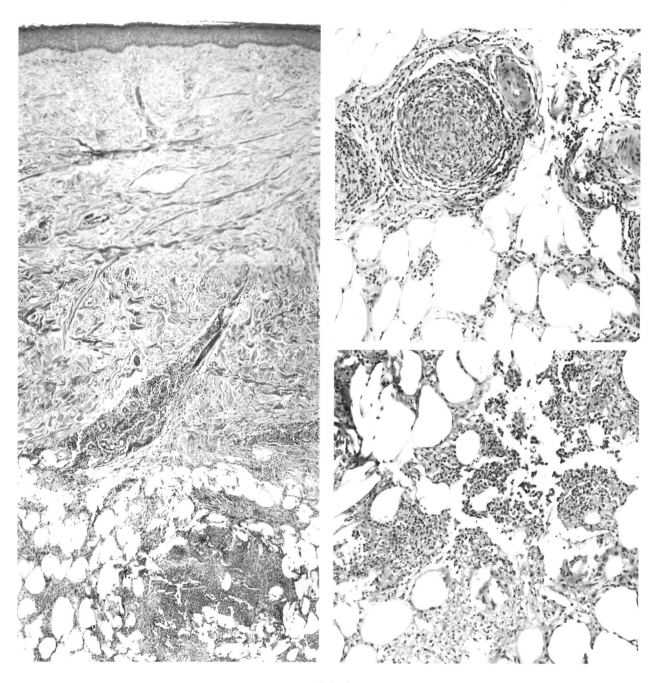

◎ 硬红斑

- 皮下炎症
- 小叶性脂膜炎、混合性炎症（组织细胞、淋巴细胞、中性粒细胞）

- 间隔中可见血管周围炎症细胞浸润（血管炎）
- "脂膜炎>血管炎"；结节性多动脉炎（见147页）

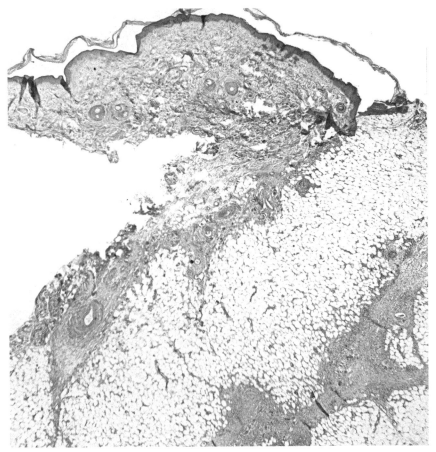

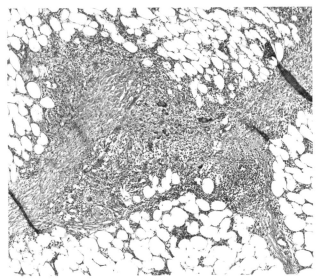
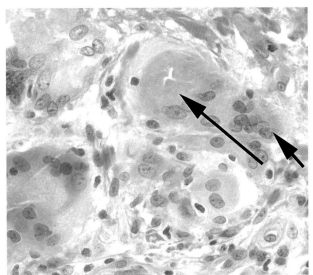

⊙ 结节性红斑

- 皮下炎症
- 间隔性脂膜炎，脂肪小叶间隔增宽
- 间隔可见多核巨细胞（短箭）
- 早期皮损中可见中性粒细胞、嗜酸性粒细胞
- 可见Miescher放射状肉芽肿（长箭）

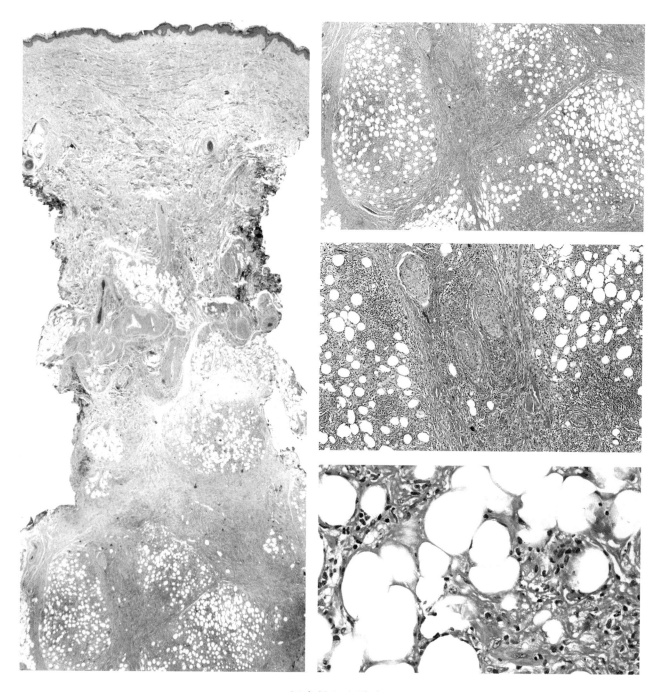

⊙ 深在性红斑狼疮

- 皮下炎症
- 淋巴浆细胞浸润（小叶性脂膜炎）
- 有时可见淋巴滤泡样结构

- 脂肪小叶纤维素样（玻璃样）坏死
- 晚期可见脂肪小叶透明样变（玻璃样硬化）

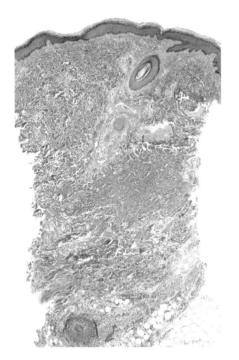
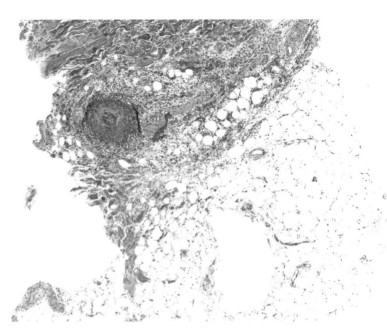

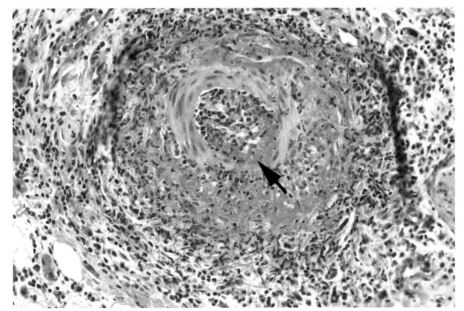

◉ 结节性多动脉炎

- 皮下炎症
- 间隔性脂膜炎
- 真皮-皮下组织交界处、大血管周围处炎症细胞浸

润（血管炎）（箭）
- "血管炎>脂膜炎"；硬红斑（见144页）

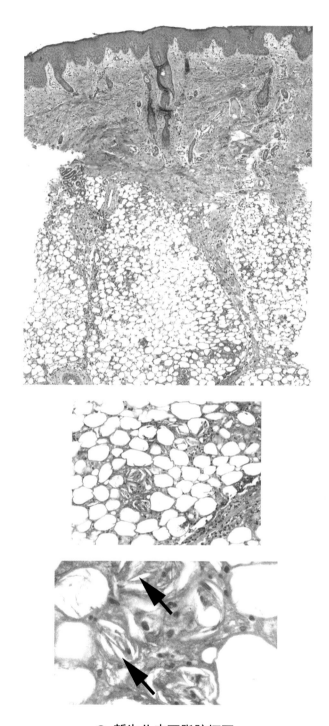

⊙ **新生儿皮下脂肪坏死**

- 皮下炎症
- 小叶性脂膜炎
- 脂肪小叶内炎症，可见呈放射状排列的针状结晶
  （箭）

注意： 皮质类固醇后脂膜炎病理表现可类似；新生儿硬化症也存在针状结晶，但无炎症表现

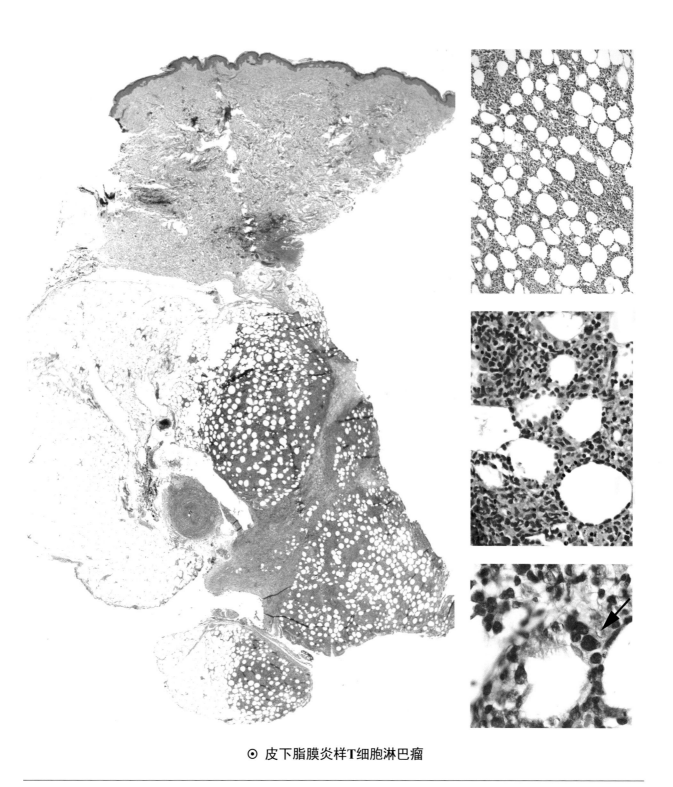

⊙ 皮下脂膜炎样**T**细胞淋巴瘤

- 皮下炎症
- 脂肪小叶炎症
- 脂肪细胞周围可见不典型增生的淋巴细胞（箭）

  来源：图片由 Antonio Subtil, MD提供

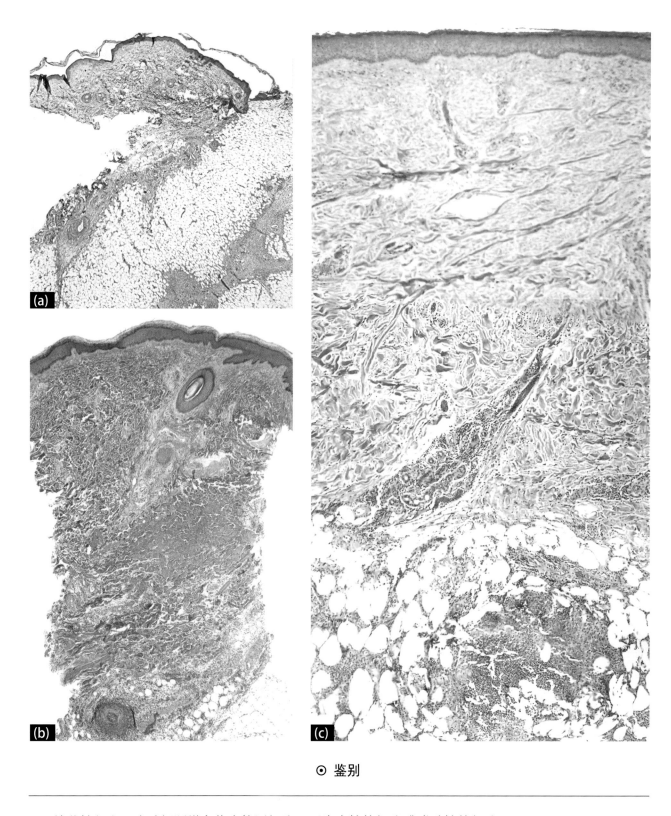

⊙ 鉴别

(a) 结节性红斑：小叶间隔增宽伴多核巨细胞（可为中性粒细胞或嗜酸性粒细胞）

(b) 结节性多动脉炎：真皮-皮下组织连接处中等大小血管炎，"血管炎>脂膜炎"

(c) 硬红斑：血管炎和小叶混合炎症，"脂膜炎>血管炎"

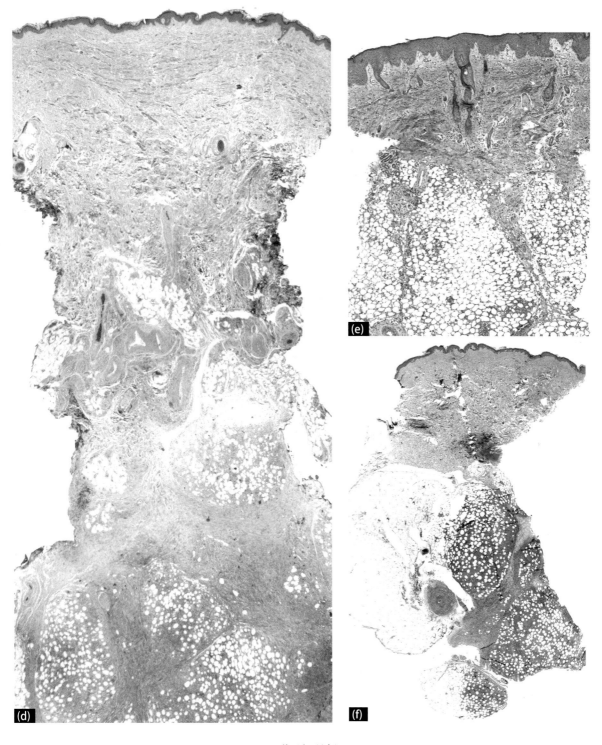

⊙ **鉴别（续）**

(d) 深在性狼疮：透明样脂肪坏死，淋巴滤泡

(e) 新生儿皮下脂肪坏死：组织细胞，一些含有晶体和脂肪小叶内淋巴细胞浸润

(f) 皮下脂膜炎样 T 细胞淋巴瘤：非典型淋巴细胞围绕脂肪细胞花环状排列

第3章 细胞类型

Cell Type

Dermatopathology: Diagnosis by First Impression, Third Edition. By Christine J. Ko and Ronald J. Barr.

© 2017 John Wiley & Sons, Ltd. Published 2017 by John Wiley & Sons, Ltd.

相关网址：www.wiley.com/go/ko/dermatopathology3e

一、黑素细胞
Melanocytic

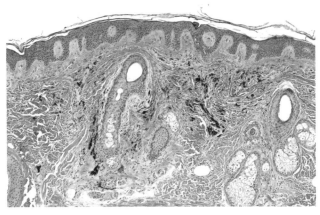

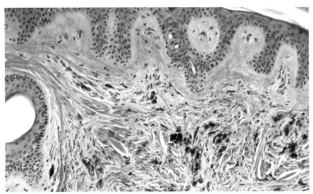

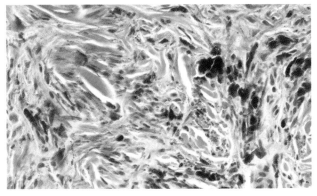
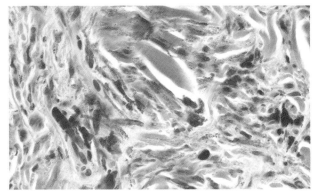

⊙ 蓝痣

- 黑素细胞
- 细胞小、梭形/树突状，含有黑素颗粒
- 真皮常出现玻璃样变性
- 常出现噬黑素细胞

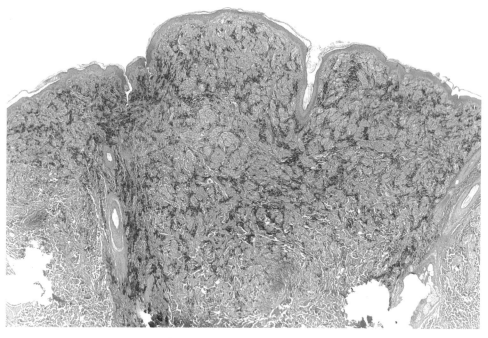

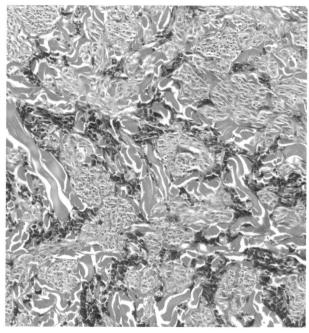
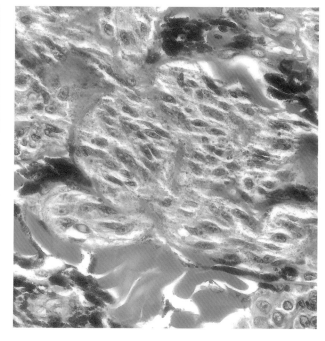

⊙ 深部穿通痣

- 黑素细胞
- 上皮样的黑素细胞与均匀分布的噬黑素细胞混杂分布或交界
- 低倍镜下呈楔形（通常以毛囊为中心）

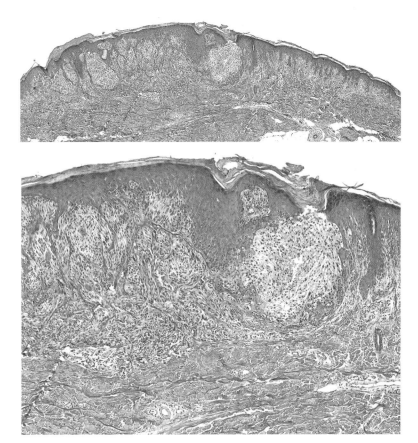

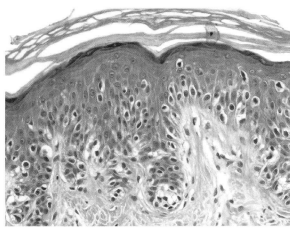
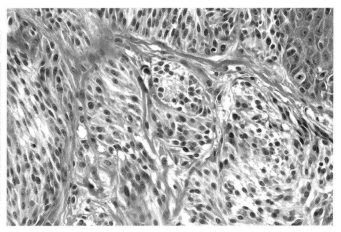

⊙ **黑素瘤**

- 黑素细胞
- 黑素细胞在真表皮交界处形成大小不一的细胞巢，表皮内散乱分布黑素细胞
- 在表皮和真皮巢中见非典型细胞和有丝分裂

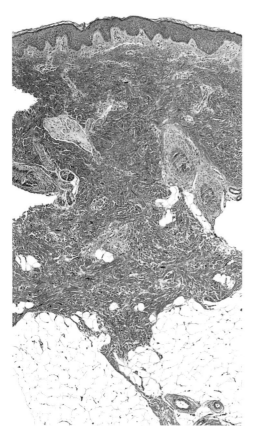
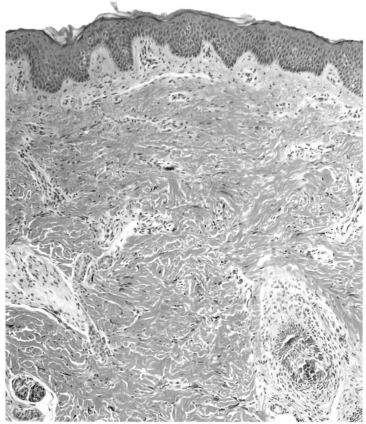

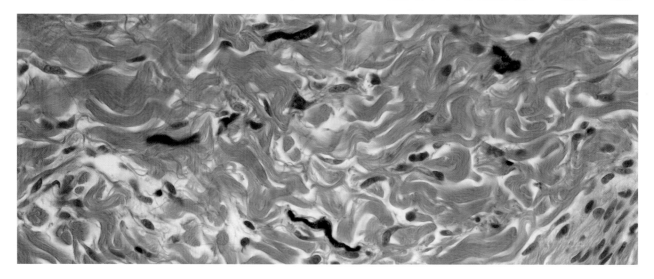

⊙ 蒙古斑

- 树突状黑素细胞广泛分布于真皮胶原纤维束之间

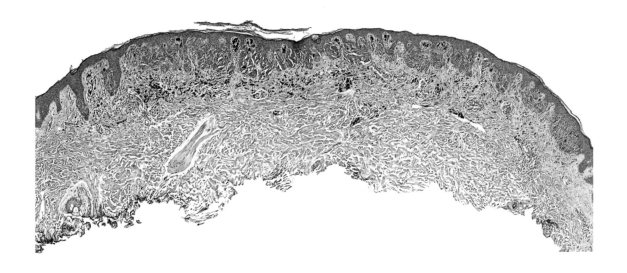

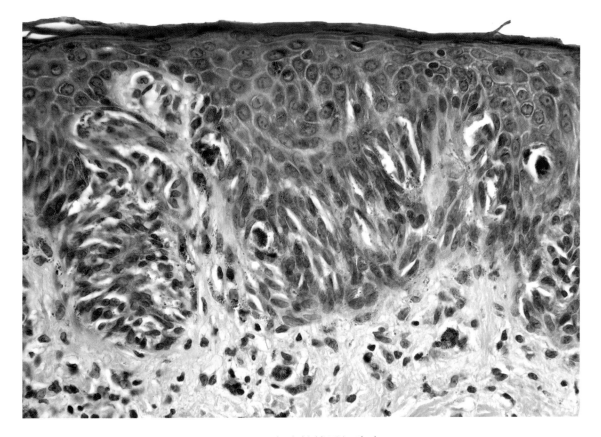

⊙ **Reed色素性梭形细胞痣**

- 黑素细胞
- 色素性梭形细胞在表皮的基底部垂直排列
- 细胞巢向下挤压真皮浅层

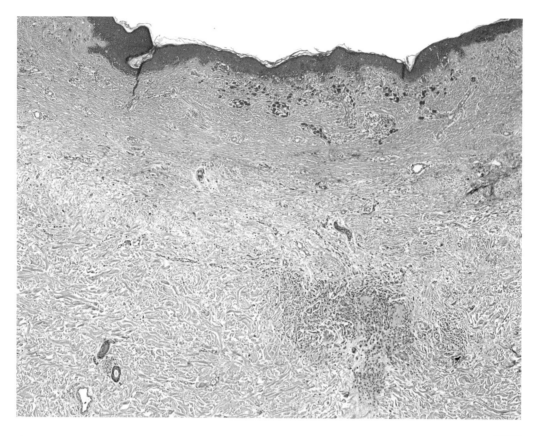

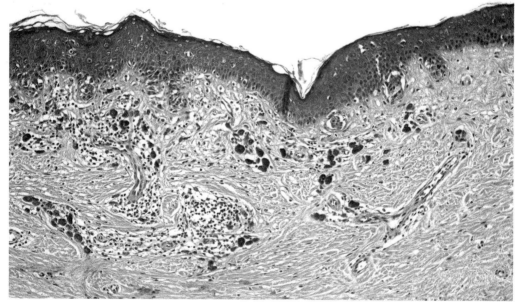

⊙ 复发痣

- 黑素细胞
- 瘢痕上方不规则形状的细胞巢，部分细胞巢融合
- 主要分布在真表皮交界处

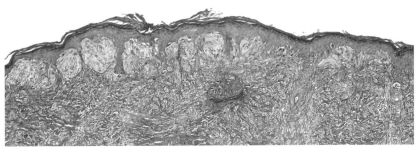

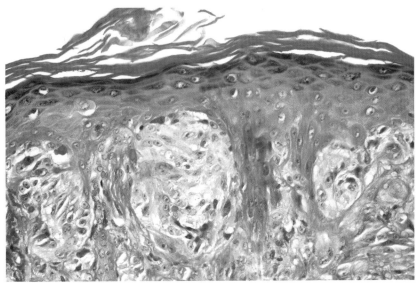

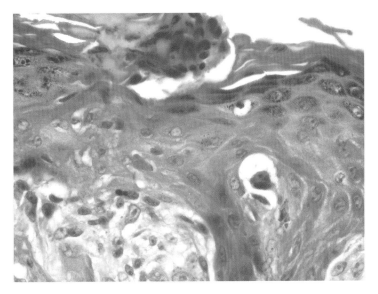

⊙ **Spitz** 痣

- 黑素细胞，梭形和上皮样细胞
- 细胞在表皮内呈垂直束状排列（"鱼群"）
- 界限清楚，对称分布
- Kamino小体
- 细胞巢上方裂隙
- 非典型细胞，形态均一

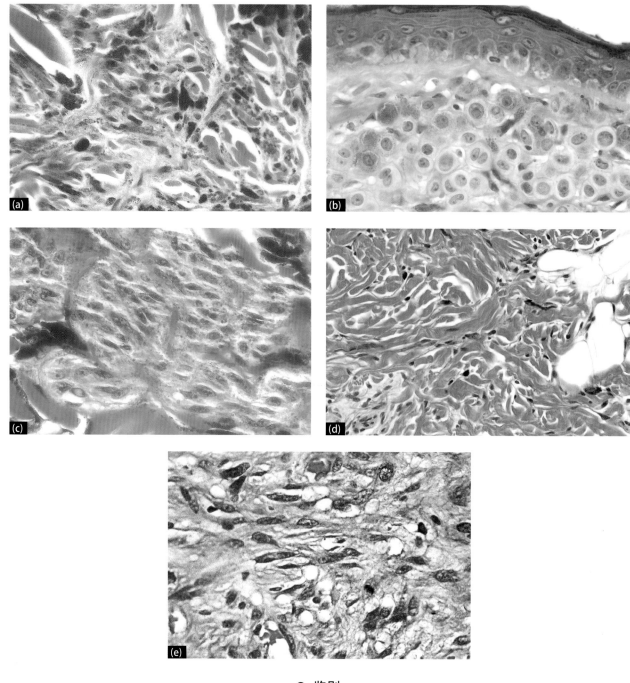

⊙ 鉴别

(a) 蓝痣：真皮内梭形/树突状色素细胞及噬黑素细胞

(b) 皮内痣：细胞巢中的圆形黑素细胞内有棕色色素颗粒(簇集状)

(c) 深部穿通痣：上皮细胞样细胞簇状分布，周边嗜

黑素细胞围绕

(d) 蒙古斑：树突状黑素细胞散布在胶原纤维束中

(e) 黑素瘤：非典型梭形细胞（见165页）

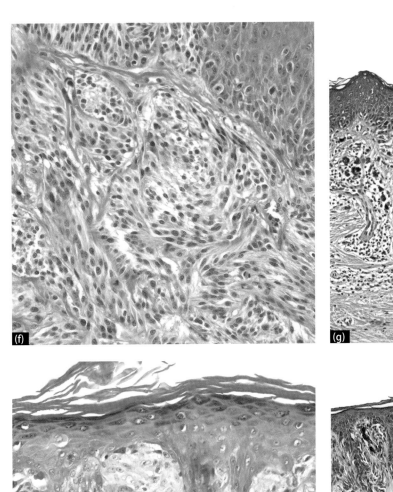

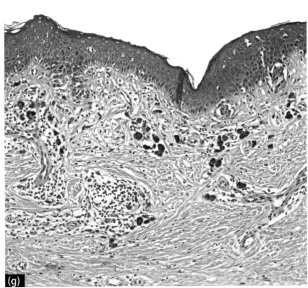

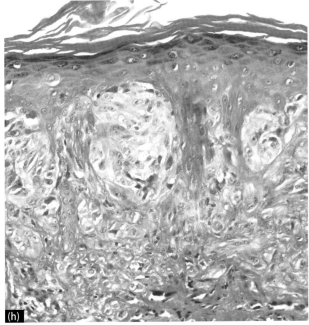

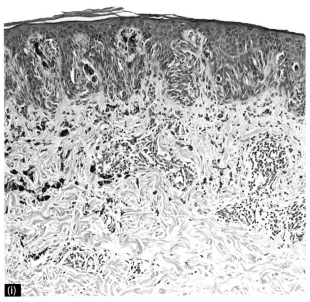

⊙ 鉴别（续）

(f) 黑素瘤：表皮真皮内非典型细胞不规则分布，结构不对称，真皮见有丝分裂

(g) 复发痣：瘢痕上方不规则形状的细胞巢，部分细胞巢融合

(h) Spitz 痣：垂直排列的上皮样和梭形细胞，对称分布

(i) Reed色素性梭形细胞痣：色素性梭形细胞在表皮的基底部垂直排列细胞巢向下挤压真皮浅层

二、梭形细胞
Spindle cells

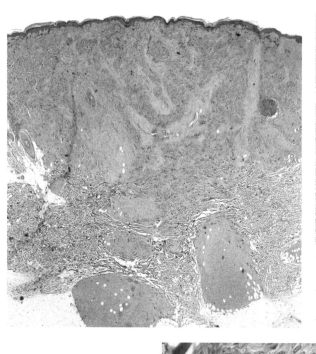
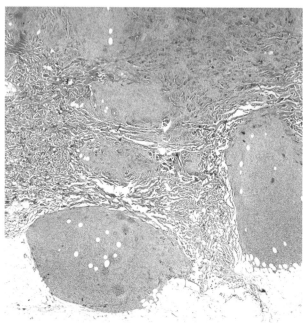
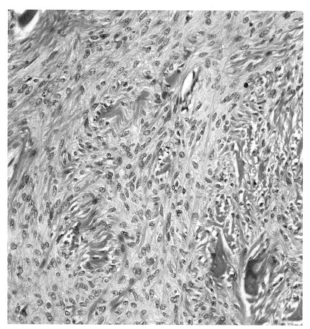

⊙ 细胞型蓝痣

- 黑素细胞呈梭形，当横切面时也可呈圆形（所谓的双相模式）
- 浸润至真皮深层
- 细胞内见色素颗粒

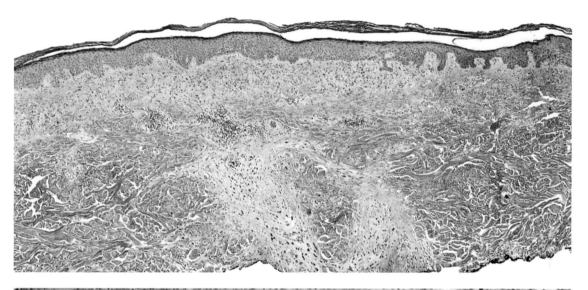

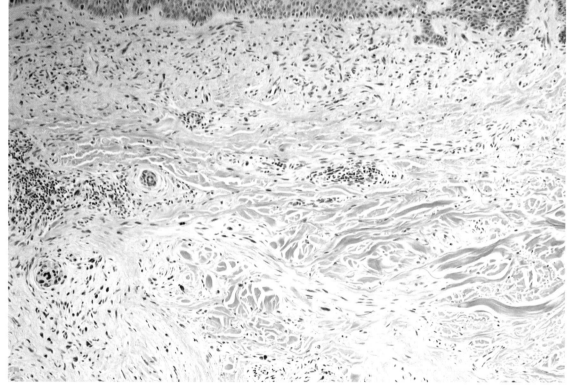

⊙ 结缔组织增生型黑素瘤

- 黑素细胞
- 梭形细胞束状排列穿插于胶原纤维束中
- 细胞呈非典型性
- 通常情况下，表皮常发生原位黑素瘤改变
- 血管周围淋巴细胞浸润是诊断线索

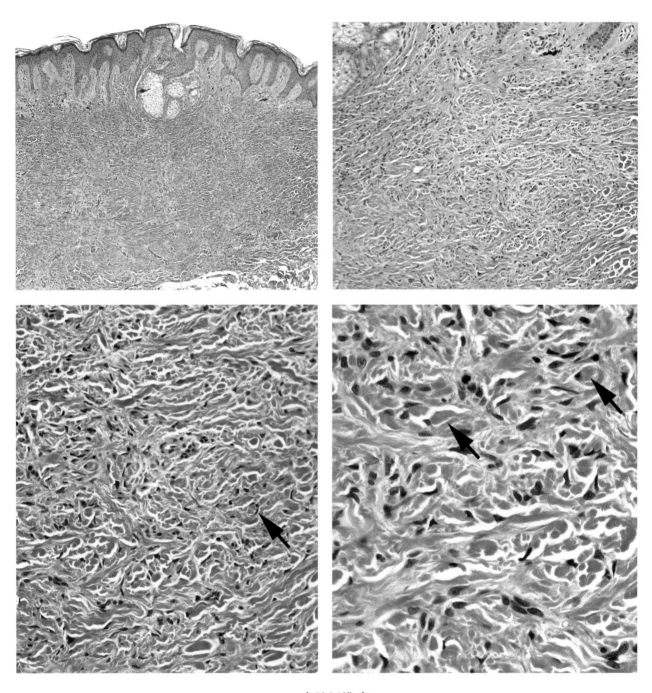

⊙ **皮肤纤维瘤**

- 真皮中短梭形细胞（纤维组织细胞）在"忙乱的"真皮中
- 表皮棘层增生伴基底色素增生

- 基底层见芽蕾状增生或皮脂腺小叶
- 细胞从外围插入胶原纤维（箭）
- 胶原蛋白束似乎在"向你走来"（与表皮垂直排列）

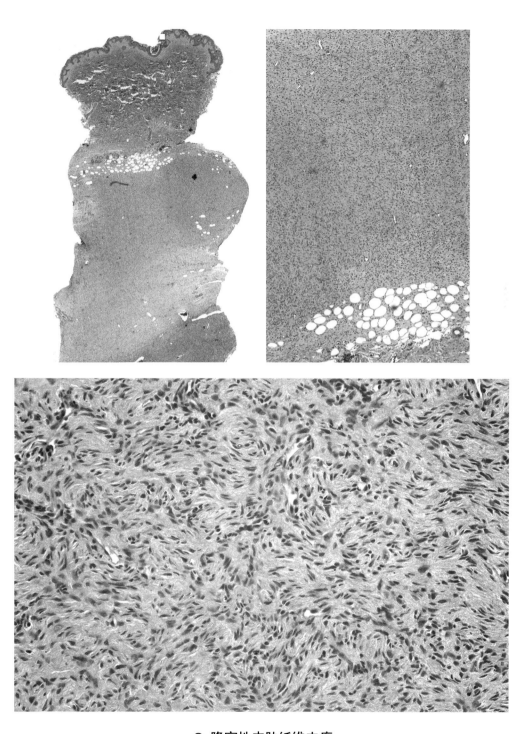

⊙ 隆突性皮肤纤维肉瘤

- 真皮弥漫性梭形细胞（纤维细胞）浸润
- 细胞形态一致，旋涡状排列（车轮）模式
- 肿瘤组织浸润至皮下脂肪，呈蜂巢状分布

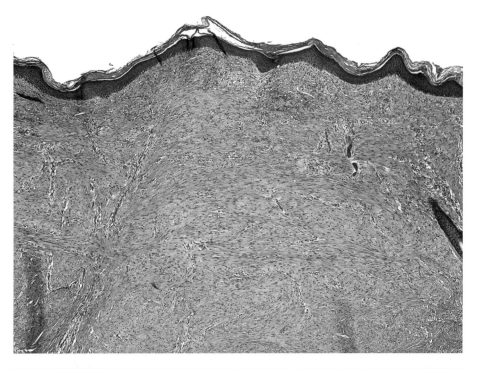

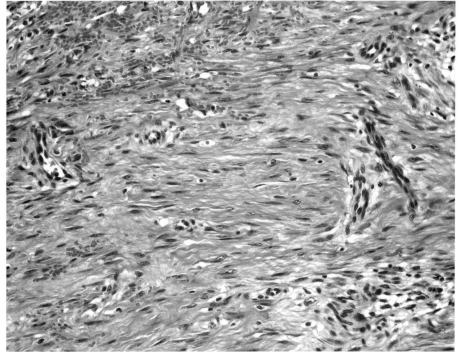

⊙ 瘢痕

- 梭形细胞（纤维细胞）
- 细胞平行于表皮
- 血管垂直于表皮

第 3 章　细胞类型

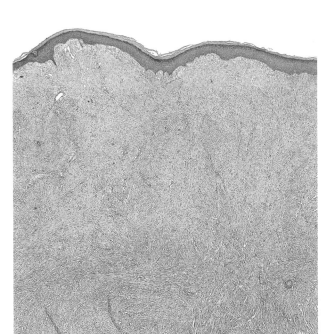
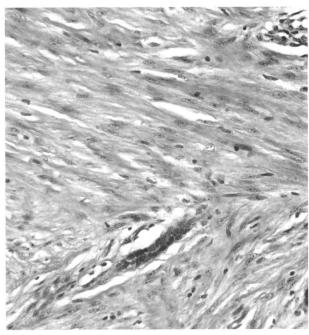
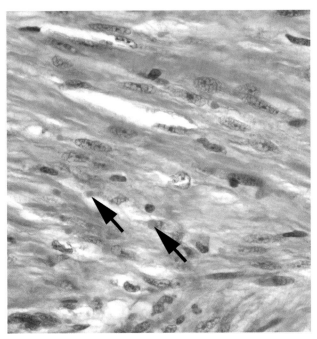

⊙ 婴儿指 / 趾部纤维瘤病

- 梭形细胞（肌成纤维细胞）
- 细胞质中圆形粉红色胞质内包涵体（箭）
- 细胞束状排列

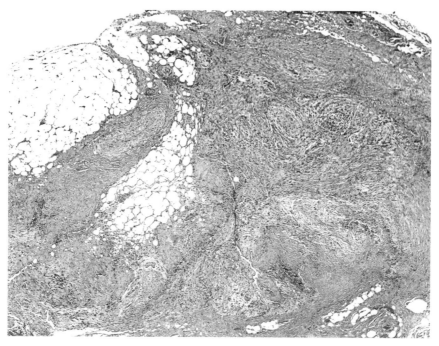

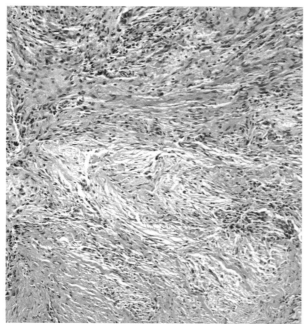
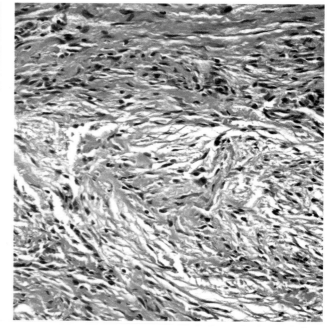

⊙ 结节性筋膜炎

- 梭形细胞（肌成纤维细胞）
- 黏液样基质，伴细长梭形细胞浸润，细胞核呈椭圆形，内有细长胞质（"组织培养"成纤维细胞）
- 红细胞外溢

- 可能会看到有丝分裂
- 外周的血管呈放射排列
- 真皮深部肿瘤，通常没有表皮受累

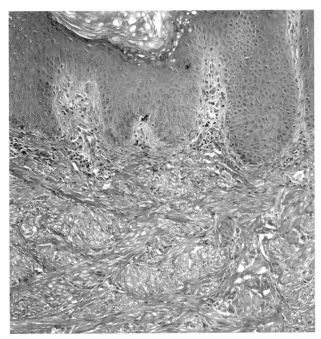
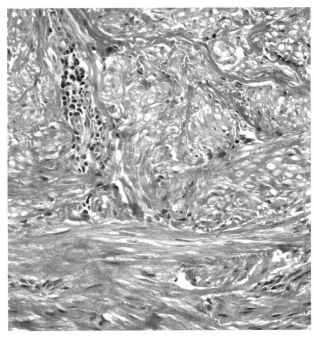

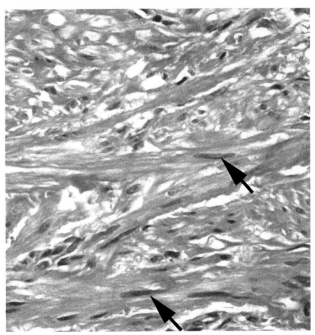

⊙ 子宫肌瘤

- 梭形细胞（平滑肌细胞）
- 细胞束状排列，与表皮垂直排列
- 雪茄形核（箭）

- 细胞横截面见圆形胞核周围空泡

注意：正常乳头有束状平滑肌细胞（与副乳相同，见078页）

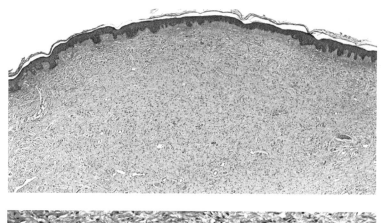

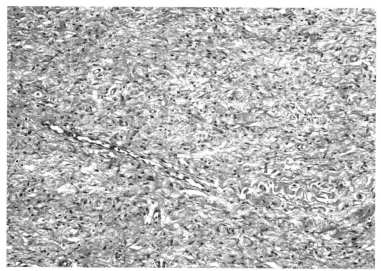

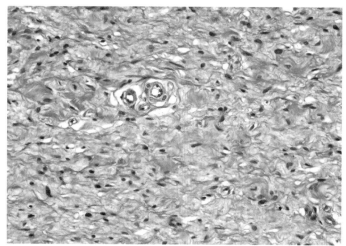
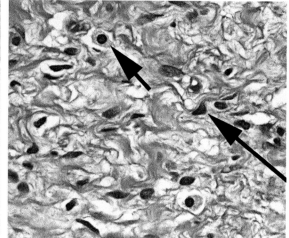

◉ 神经纤维瘤

- 梭形细胞（周围神经细胞）
- 细胞核纤细、卷曲（长箭）
- 亮粉色基质

- 散在分布肥大细胞（短箭）
- 没有包膜

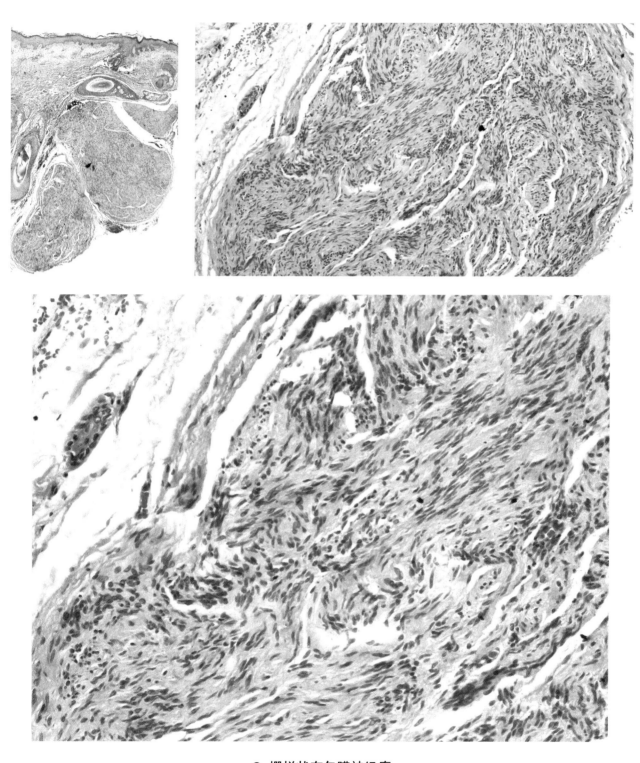

⊙ 栅栏状有包膜神经瘤

- 梭形细胞（Schwann神经细胞）
- 细胞束状排列，周边裂隙明显
- 通常为假包膜

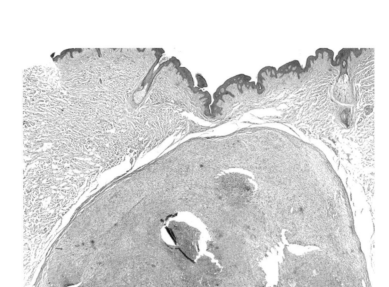

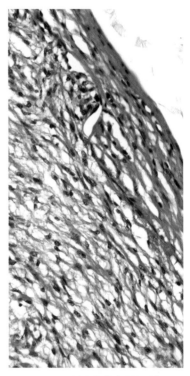

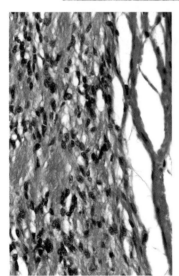

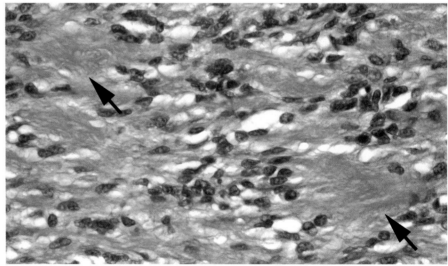

⊙ **Schwann细胞瘤**

- 梭形细胞（Schwann神经细胞）
- Antoni A 区：细胞型
- Antoni B 区：黏液型
- Verocay小体（箭）：嗜伊红胶原周围细胞核呈栅

栏状排列构成Verocay小体
- 有包膜
- 瘤内血管扩张
- 肿瘤位于皮下，表皮未受累

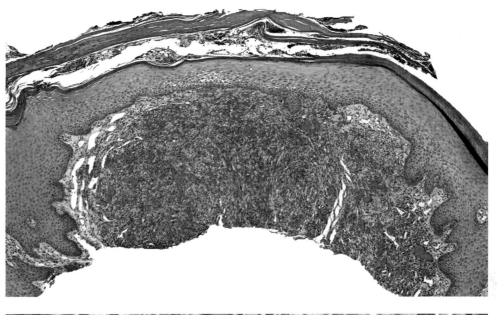

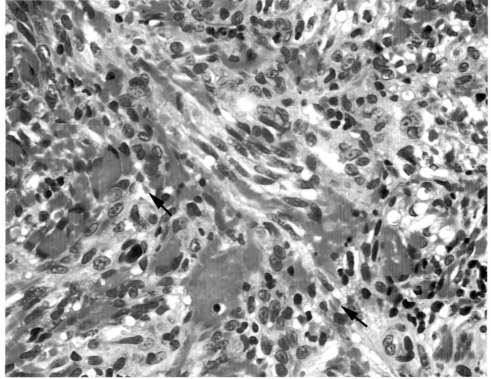

⊙ **Kaposi肉瘤（结节性）**

- 梭形细胞，深染（内皮细胞）
- 散在分布的红细胞
- 细胞内粉色包涵体（噬红细胞溶酶体，箭）

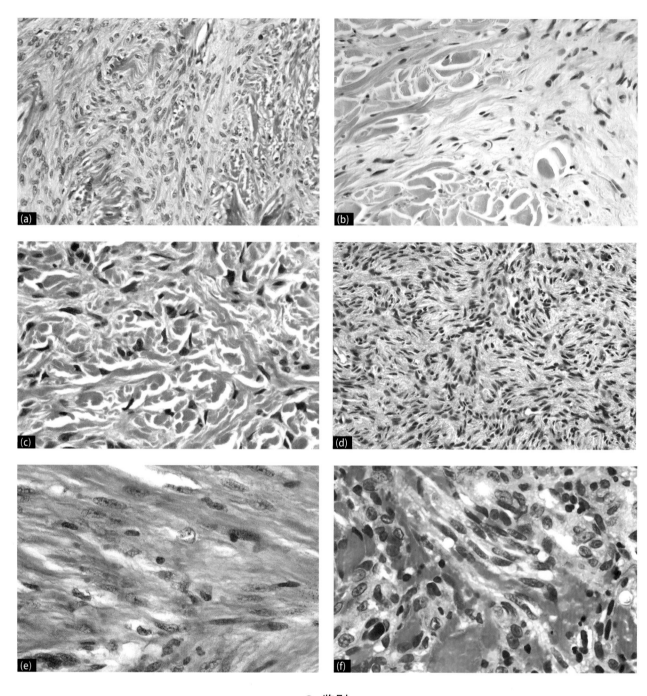

⊙ 鉴别

(a) 细胞型蓝痣：胞质中可见含黑素颗粒的黑素细胞；树枝状排列

(b) 结缔组织增生型黑素瘤：真皮中梭形黑素瘤细胞成束状；常在黑素瘤基础上发生

(c) 皮肤纤维瘤：病变周围可见胶原纤维束，表皮棘层增生

(d) 隆突性皮肤纤维肉瘤：单一梭形细胞束及胶原纤维排列成车轮状；浸润脂肪

(e) 婴儿指部纤维瘤病：梭形成纤维细胞的胞质中可见亮红色嗜酸性的包涵体

(f) Kaposi肉瘤（结节性）：不典型梭形内皮细胞团块基质中可见散在红细胞及含铁血黄素细胞

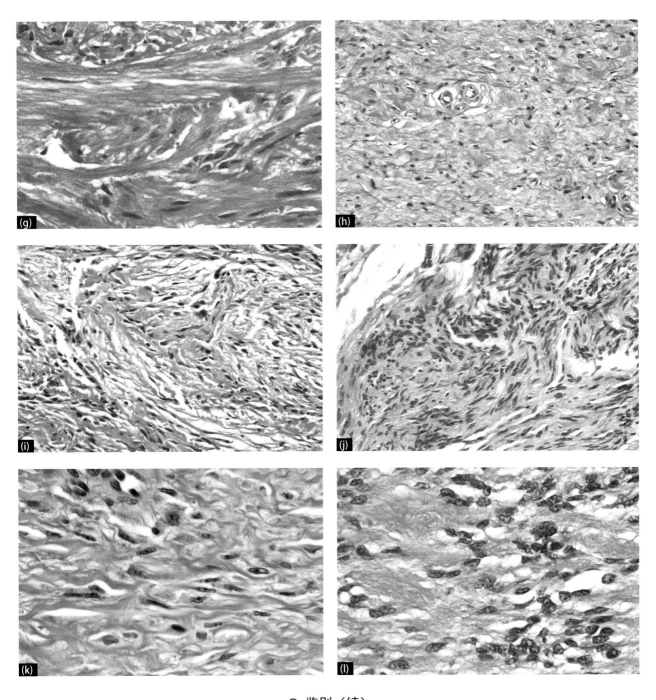

⊙ 鉴别（续）

(g) 平滑肌瘤：平滑肌细胞束状排列（雪茄状，核周空晕）

(h) 神经纤维瘤：S形核，呈波纹状，肥大细胞，泡泡糖样粉染基质

(i) 结节性筋膜炎：黏液样基质中可见肌成纤维细胞，血管外红细胞外溢，病变累及皮下脂肪组织

(j) 栅栏状有包膜神经瘤：栅栏状梭形细胞（Schwann细胞）间常有间隙

(k) 瘢痕：梭形细胞（成纤维细胞）平行排列于表皮表面

(l) 神经鞘瘤：具有特殊结构特征的Schwann细胞，如Verocay小体、黏液区域、囊状

三、内皮细胞
Endothelial

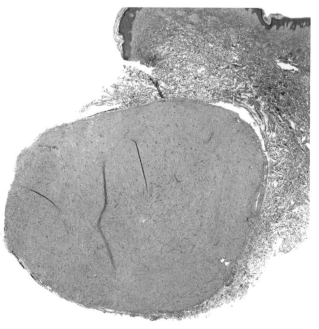

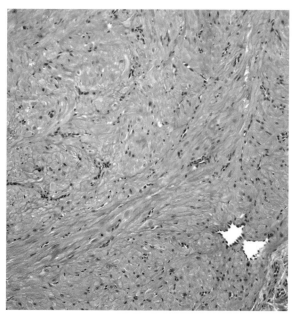
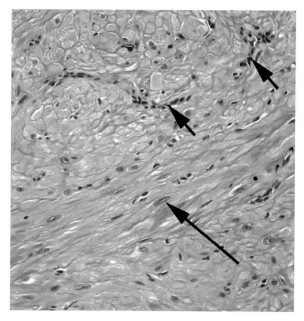

⊙ 血管平滑肌瘤

- 内皮细胞（提示血管）
- 真皮中可见圆形粉色细胞团块
- 瘢痕样的外观

- 细胞团块由平滑肌细胞（雪茄形核，长箭）组成，其中可见受挤压的血管（有时扩张，短箭）

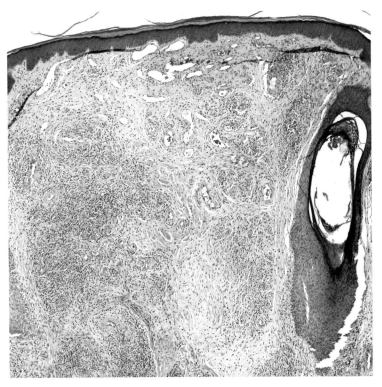

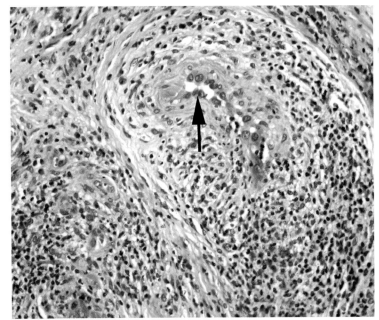

⊙ 血管淋巴样增生伴嗜酸性粒细胞增多症

- 内皮细胞（和血管）
- 血管壁可见上皮样（"钉状"）内皮细胞（箭），周围有炎症浸润
- 上皮样内皮细胞簇与肉芽肿表现类似
- 可见多数嗜酸性粒细胞浸润

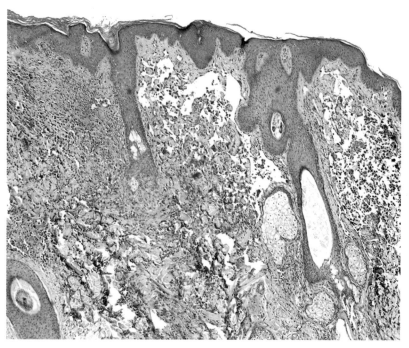

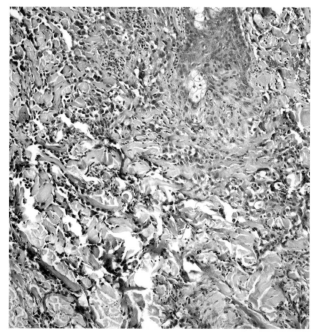
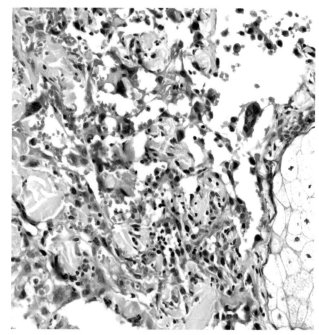

⊙ 血管肉瘤

- 内皮细胞（提示血管）
- 胶原束间可见不典型增生的肿瘤细胞呈迷宫样排列
- 乳头状的内皮细胞（乳头状的内皮细胞团块）
- 深部浸润

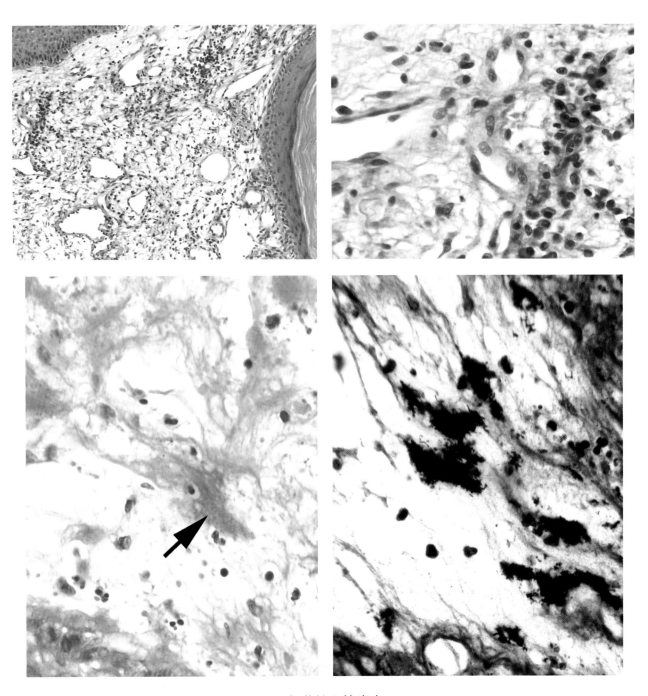

⊙ 杆菌性血管瘤病

- 内皮细胞（和血管）
- 浆细胞和经银染证实为微生物的"云状"物质（箭）包绕着浅表血管

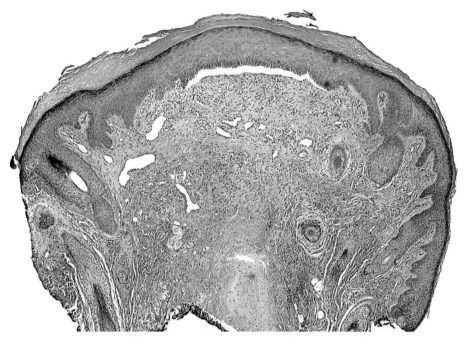

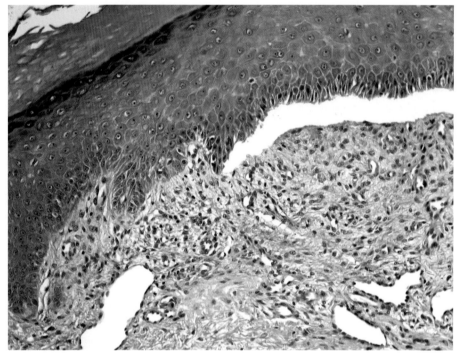

⊙ 结节性耳轮软骨皮炎

- 内皮细胞（和血管）
- 角化过度
- 表皮糜烂／溃疡，溃疡下方为粉色纤维素沉积，

两侧可见血管
- 内皮细胞饱满致血管扩张
- 纤维素下可见软骨

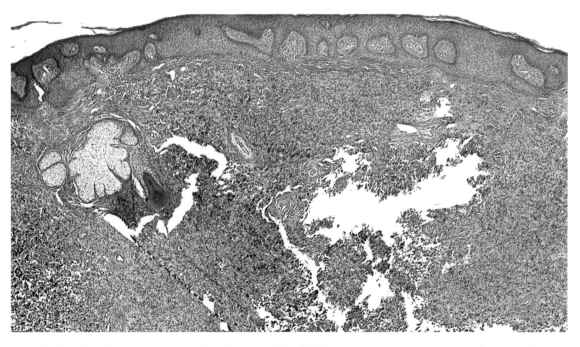

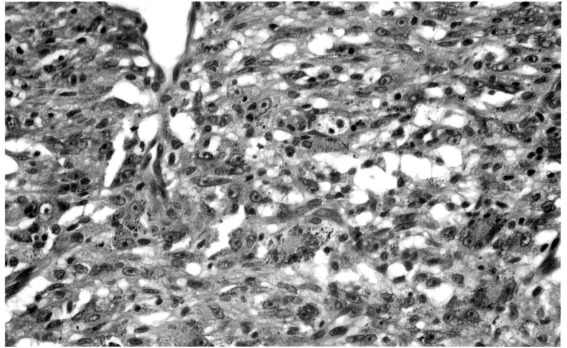

⊙ **皮肤纤维瘤，含铁血黄素**

- 提示血管
- 表皮棘层增生
- 含铁血黄素和梭形上皮样细胞包绕Touton巨细胞

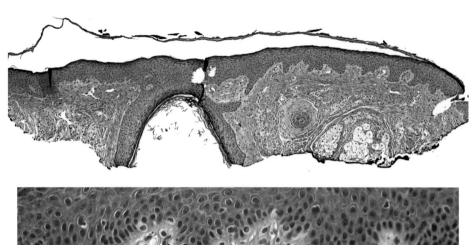

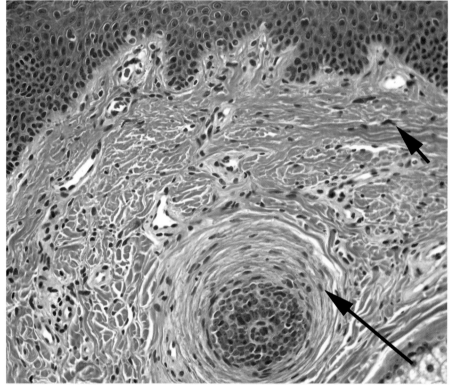

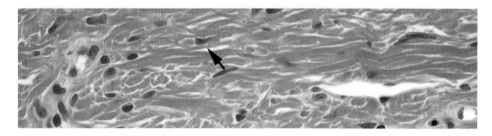

⊙ 纤维性丘疹

- 内皮细胞（和血管）
- 纤维化基质
- 血管/附属器周围可见向心性纤维化（长箭）
- 星状成纤维细胞（短箭）

第 3 章　细胞类型

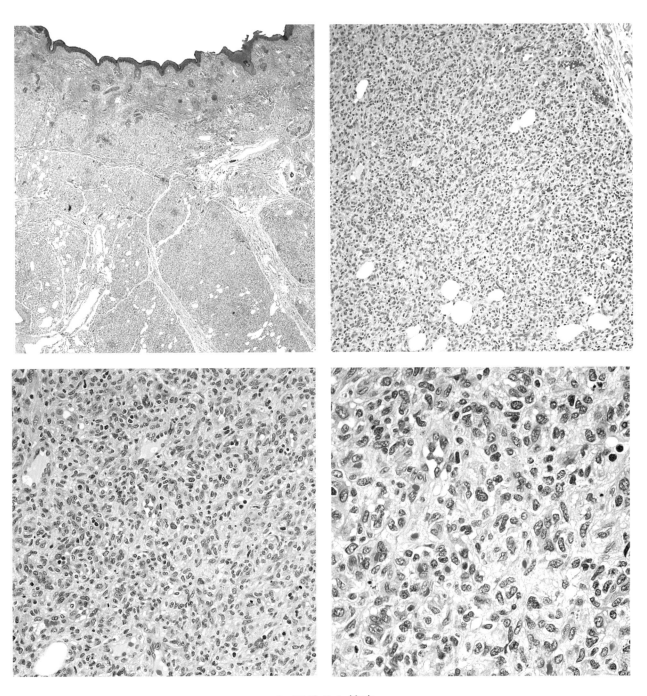

⊙ 婴幼儿血管瘤

- 内皮细胞（提示血管）
- 小蓝色细胞形成小叶
- 小叶内散在红细胞

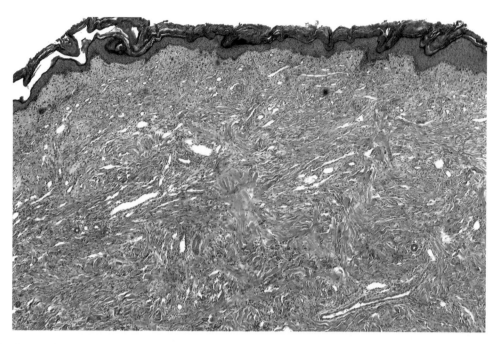

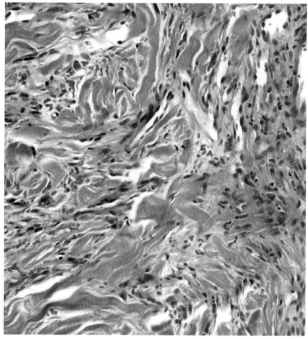
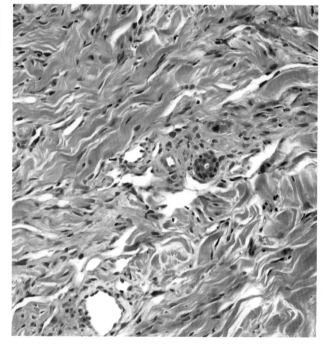

⊙ **Kaposi肉瘤，斑片/斑块**

- 内皮细胞（提示血管）
- 血管周围见新生血管（锯齿状）
- 血管腔内壁衬以不典型内皮细胞

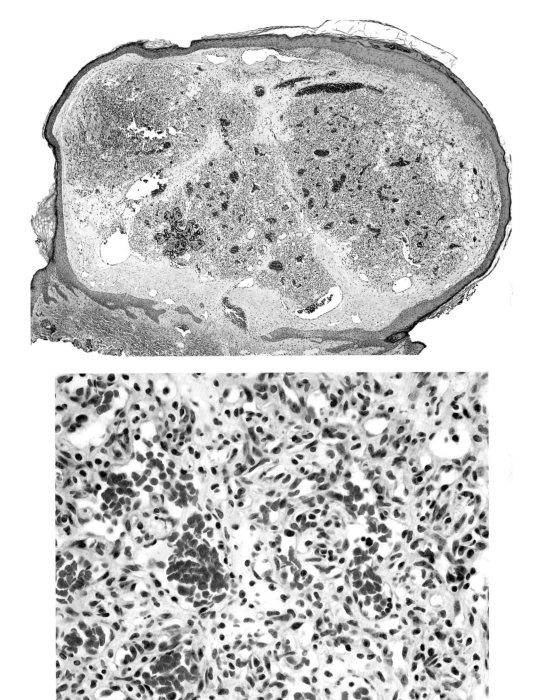

⊙ **化脓性肉芽肿**

- 内皮细胞（和血管）
- 疏松基质中可见扩张的血管形成小叶，伴炎症细胞浸润

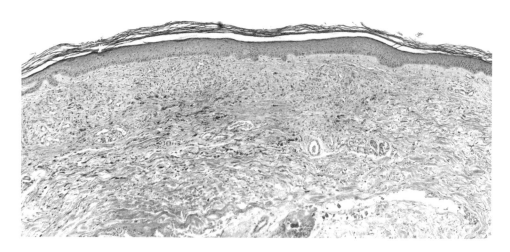

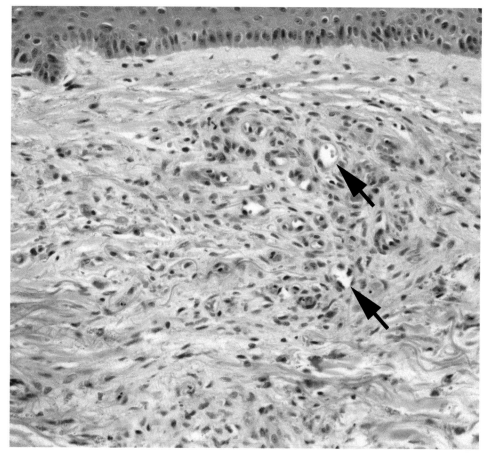

⊙ 淤积性皮炎

- 内皮细胞（和血管）
- 角化过度
- 不同程度海绵水肿

- 真皮浅层可见簇集的厚壁毛细血管（箭）
- 含铁血黄素

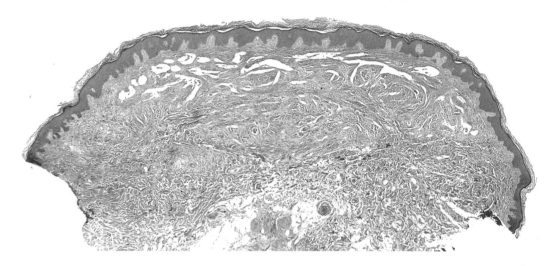

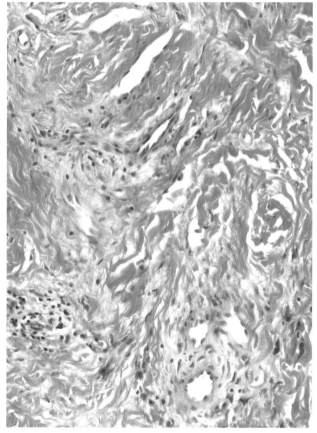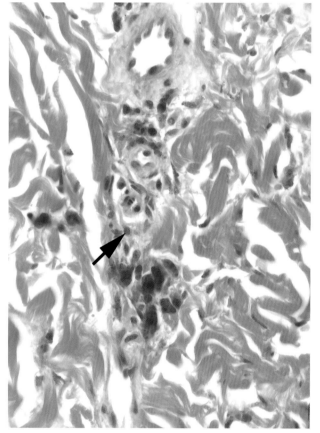

◉ 靶样含铁血红色素样血管瘤

- 内皮细胞（和血管）
- 可有呈楔形排列的血管

- 可见中央血管轻度扩张而外周血管受挤压的双相表现
- 外周血管周围可见含铁血黄素（箭）

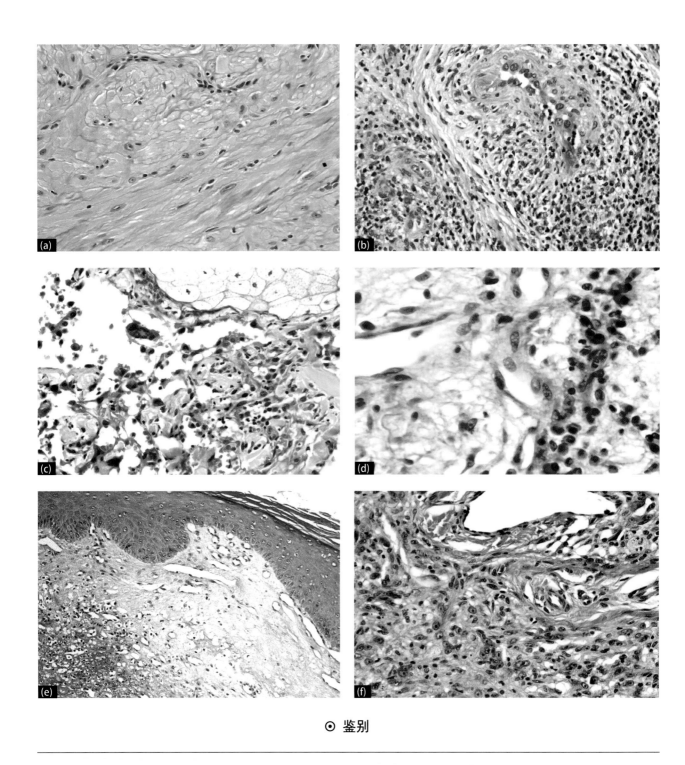

⊙ 鉴别

(a) 血管平滑肌瘤：界限清楚的细胞团块由雪茄状的梭形细胞和受挤压的扩张血管组成

(b) 血管淋巴样增生伴嗜酸性粒细胞增多症：扩张的血管管壁内可见钉状内皮细胞，伴有炎症浸润，嗜酸性粒细胞（±）

(c) 血管肉瘤：血管壁可见不典型增生的内皮细胞呈迷宫样排列

(d) 杆菌性血管瘤病：浆细胞和模糊的"云状"物质包绕着扩张的血管

(e) 结节性耳轮软骨皮炎：扩张的血管周围可见纤维素；表皮糜烂／溃疡或棘层增生／萎缩

(f) 皮肤纤维瘤，含铁血黄素：组织细胞和巨细胞中可见含铁血黄素

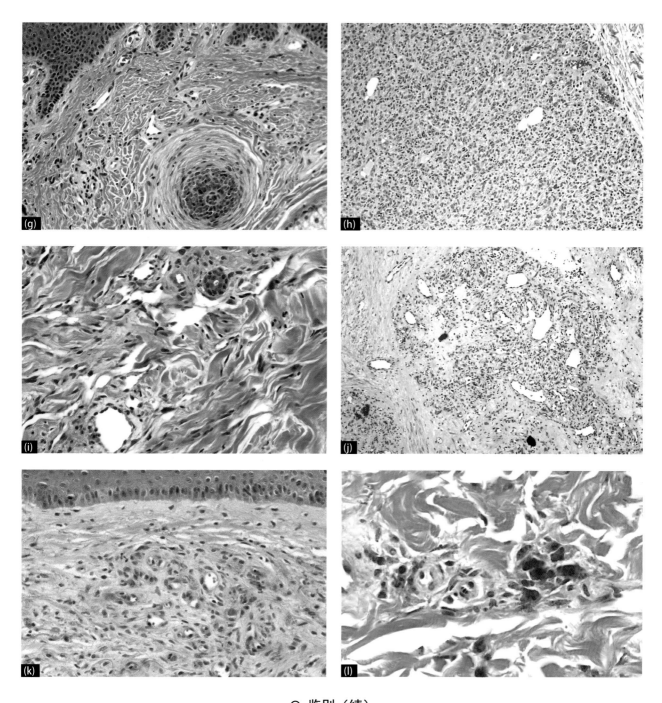

⊙ 鉴别（续）

(g) 纤维性丘疹：纤维基质含星状成纤维细胞和扩张的血管

(h) 婴幼儿血管瘤：小蓝细胞形成小叶状，其间可见散在分布的红细胞

(i) Kaposi肉瘤，斑片/斑块：胶原束间可见裂隙或角状区域；血管周围新生血管

(j) 化脓性肉芽肿：扩张的血管周围可见混合性炎症细胞浸润

(k) 淤积性皮炎：真皮浅层可见簇状分布毛细血管，且可见含铁血黄素

(l) 靶样含铁血红色素样血管瘤：外周可见由血管形成的楔形区域，可见含铁血黄素

四、巨细胞
Giant

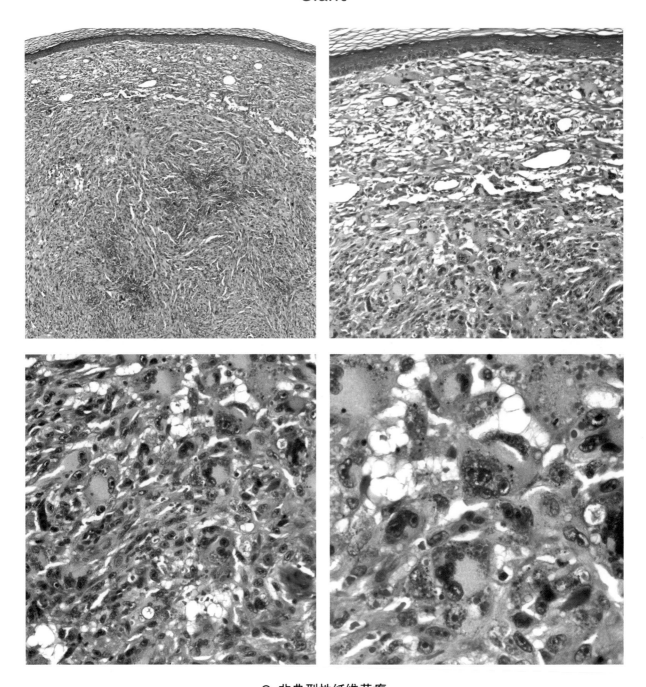

⊙ **非典型性纤维黄瘤**

- 形状奇特的多核巨细胞
- 细胞不典型增生
- 有丝分裂象
- 不典型增生细胞处可见明显境界带，且两侧有日光性弹性纤维变性

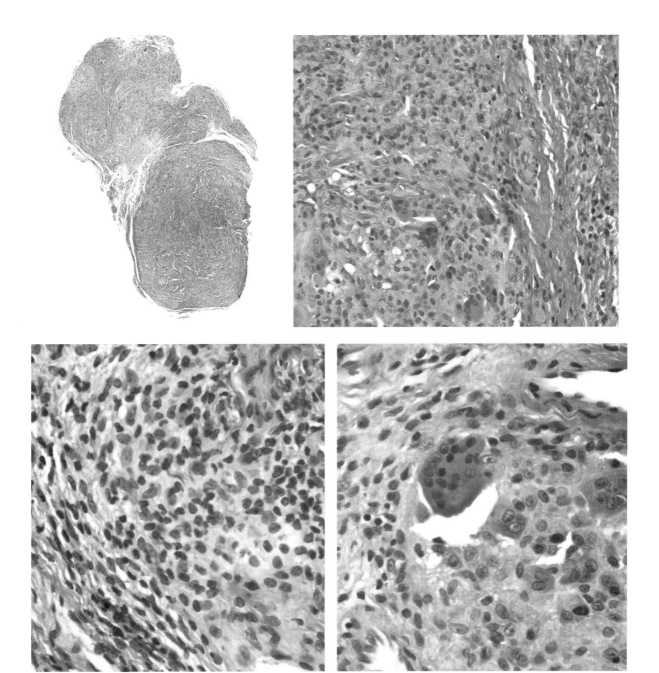

⊙ **腱鞘巨细胞瘤**

- 破骨细胞型巨细胞（细胞核任意分布在细胞的一侧）
- 巨细胞核与附近组织细胞核类似
- 含铁血黄素细胞
- 通常是深部肿瘤（不发生于表皮）

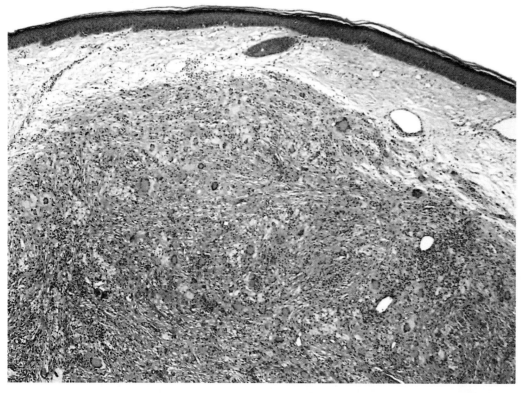

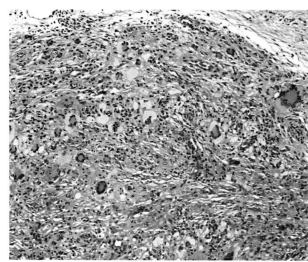
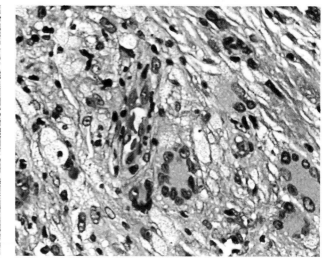

⊙ 幼年性黄色肉芽肿

- 组织细胞周围可见Touton巨细胞浸润（细胞核呈花环状排列，环外为泡沫状胞质）
- 可见嗜酸性粒细胞
- 泡沫细胞散在分布

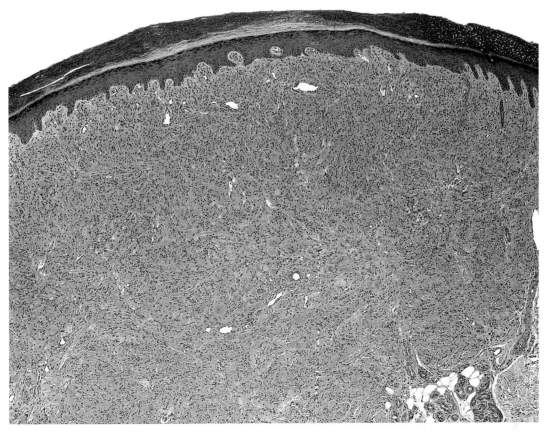

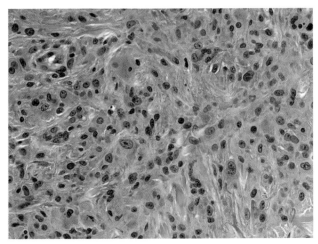
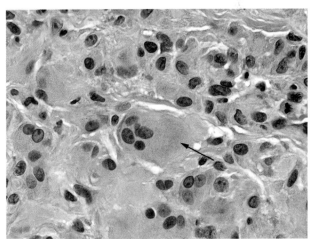

⊙ 网状组织细胞增生症

• 嗜酸性巨细胞（胞质呈粉色毛玻璃状的多核细胞）（箭）

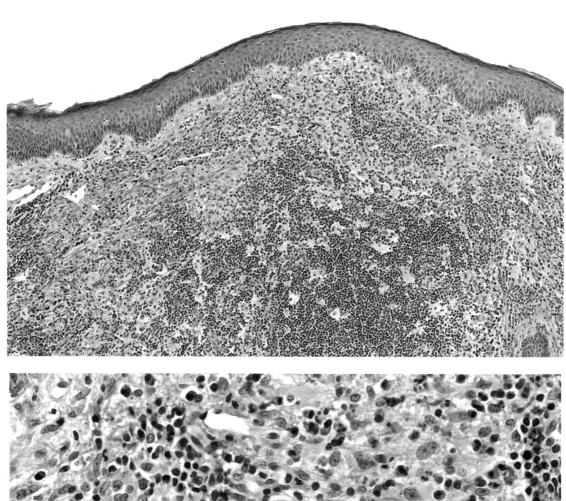

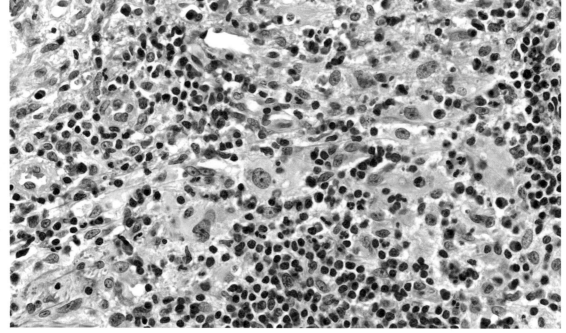

⊙ 窦组织细胞增生伴巨大淋巴结病（Rosai-Dorfman病）

- 巨细胞和散在的淋巴细胞团块形成粉色和蓝色交替的现象
- 巨细胞可见伸入运动现象（胞质可见完好的炎症细胞）；S-100染色阳性

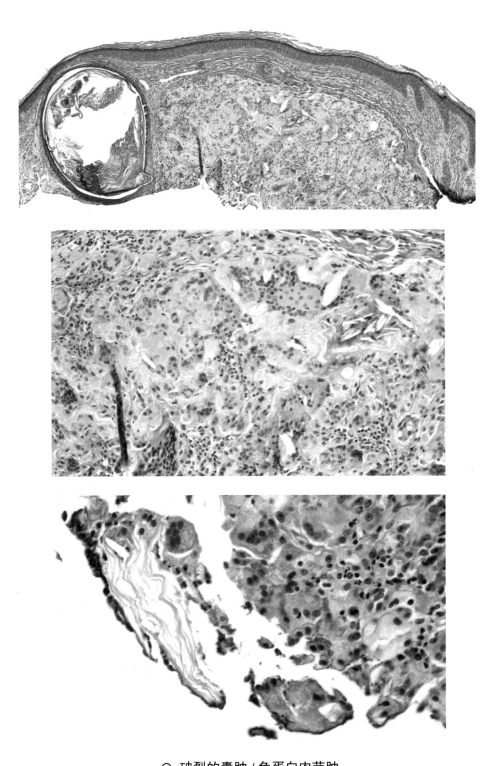

⊙ 破裂的囊肿 / 角蛋白肉芽肿

- 异物巨细胞（细胞核随意分布），中性粒细胞
- 多核巨细胞的胞质内可见游离的角质物

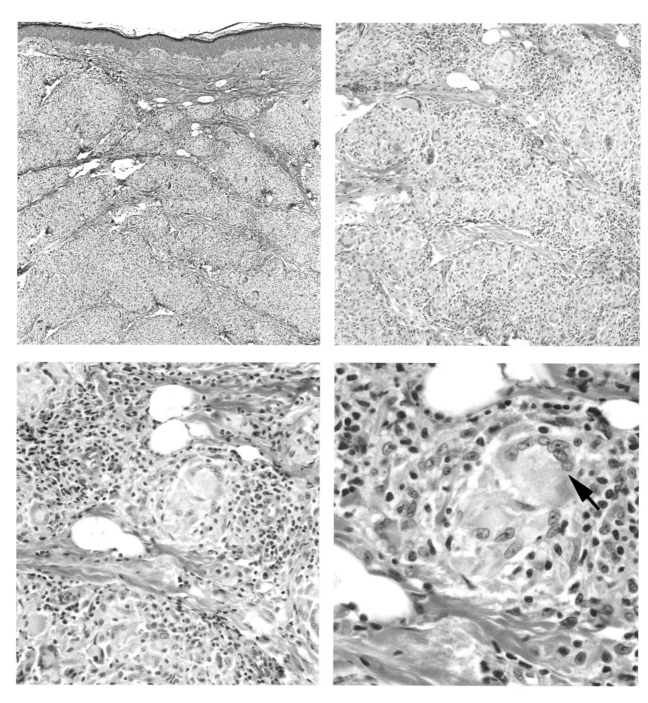

⊙ 结节病

- 朗格汉斯巨细胞（细胞核排列成马蹄状）（箭）
- 表皮一般正常
- 组织细胞团块内的巨细胞通常为"裸结节"（周围缺乏淋巴细胞）

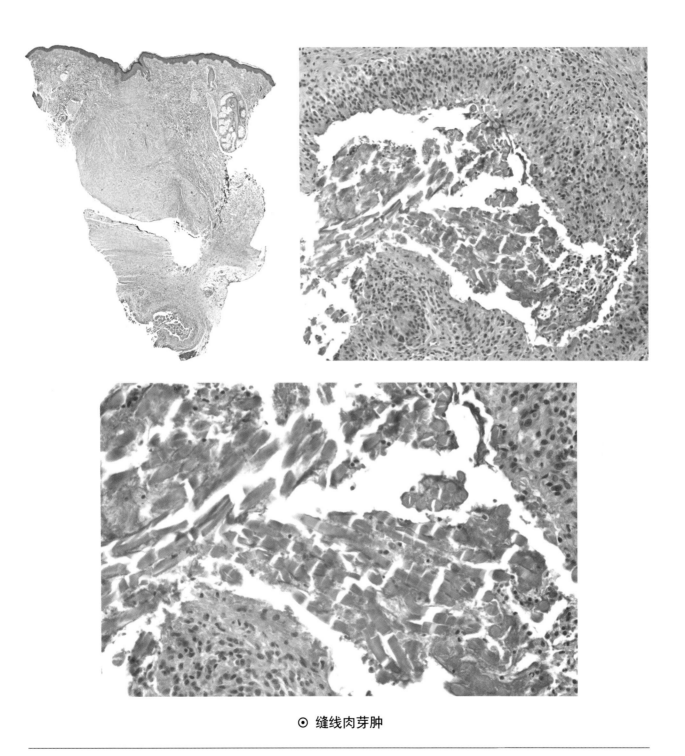

⊙ 缝线肉芽肿

- 异物巨细胞
- 缝线被异物巨细胞所包绕（通常为吞噬）

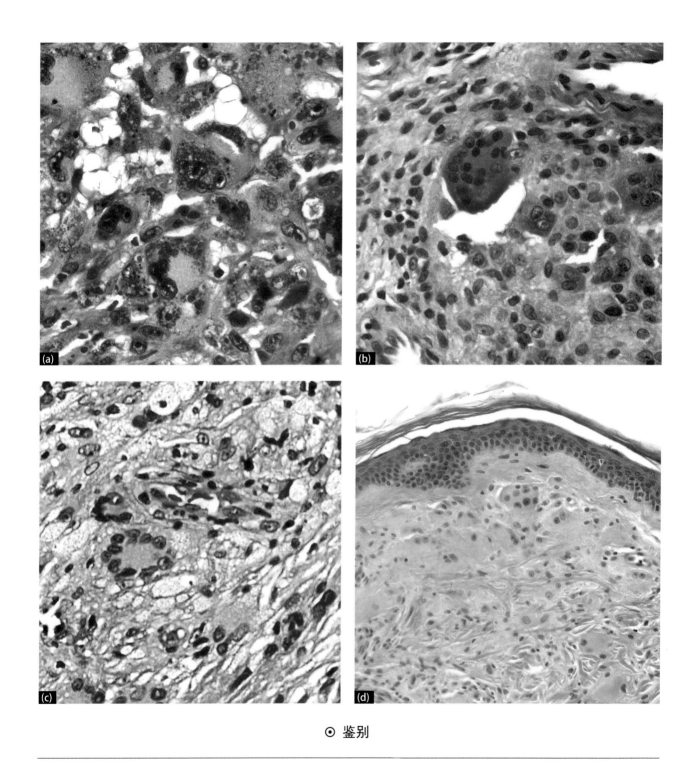

⊙ 鉴别

(a) 非典型性纤维黄瘤：细胞核不典型增生，有丝核分裂象

(b) 腱鞘巨细胞瘤：破骨细胞型巨细胞

(c) 幼年性黄色肉芽肿：Touton巨细胞

(d) 网状组织细胞增生症：嗜酸性毛玻璃样巨细胞

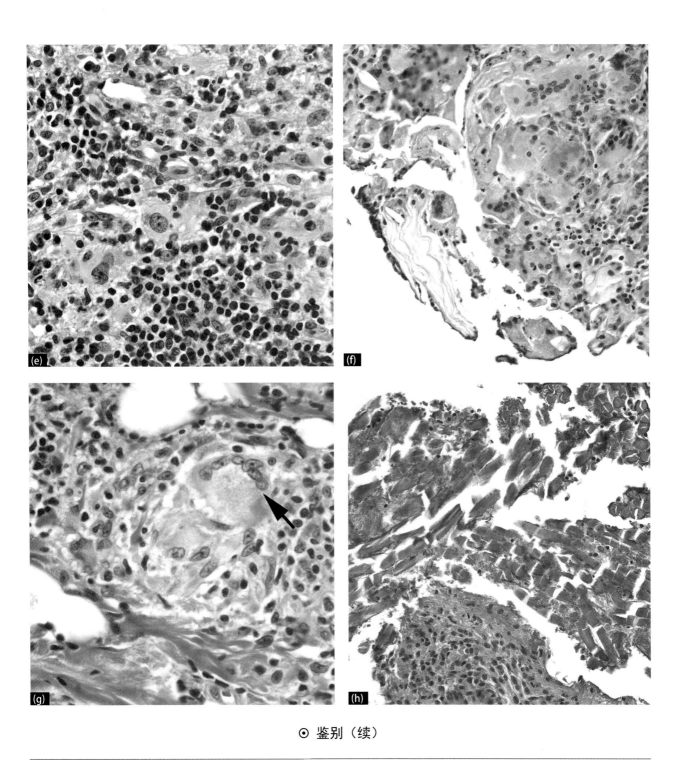

⊙ 鉴别（续）

(e) 窦组织细胞增生伴巨大淋巴结病：具有伸入运动现象的巨细胞（胞质可见其他炎症细胞）

(f) 破裂的囊肿/角蛋白肉芽肿：异物巨细胞，角蛋白碎片

(g) 结节病：朗格汉斯巨细胞，裸结节（箭）

(h) 缝线肉芽肿：异物巨细胞，缝线

注意：异物巨细胞也常见于感染和瘢痕；上述是所列疾病中典型的巨细胞，但没有一种巨细胞是其特有的

五、透明细胞
Clear

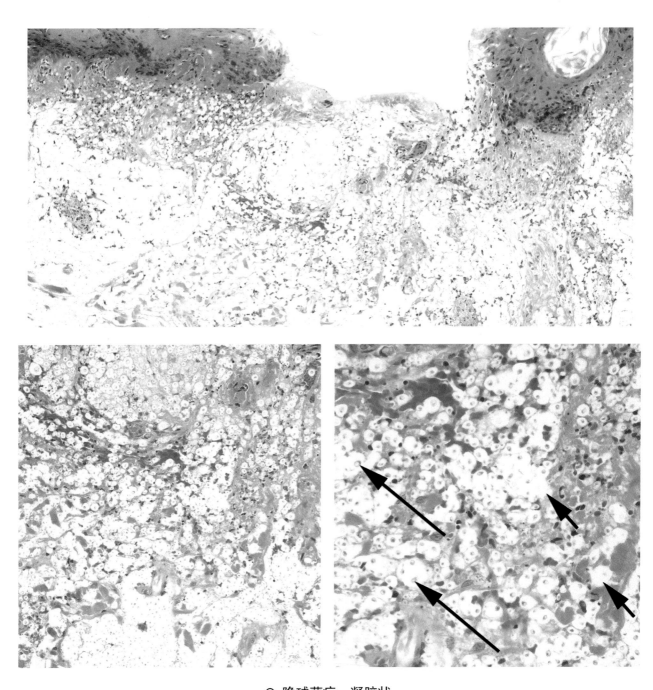

⊙ 隐球菌病，凝胶状

- 透明"细胞"
- 该病原体附有荚膜（长箭），荚膜透亮（短箭）

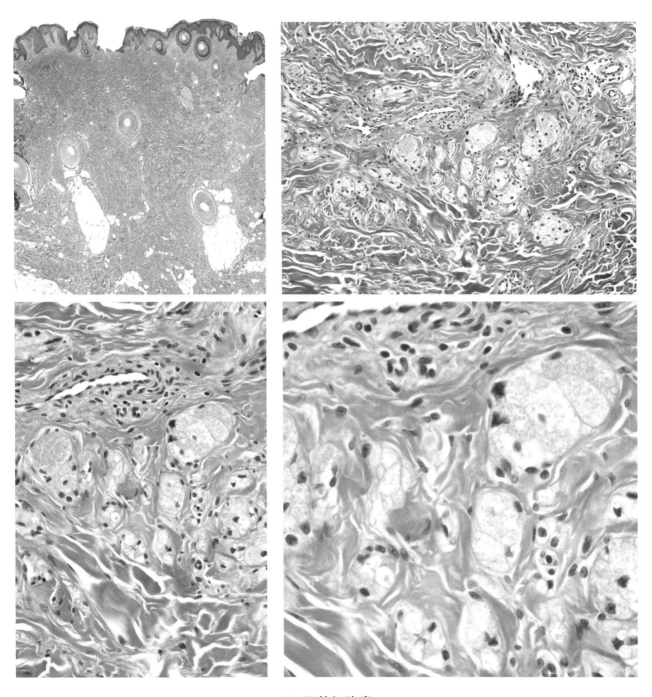

⊙ 颗粒细胞瘤

- "透明"细胞
- 表皮棘层肥厚或呈假上皮瘤样增生

- 瘤细胞呈多角形或椭圆形，含淡染颗粒状物质（吞噬溶酶体）
- 大的颗粒状物质有光晕包绕

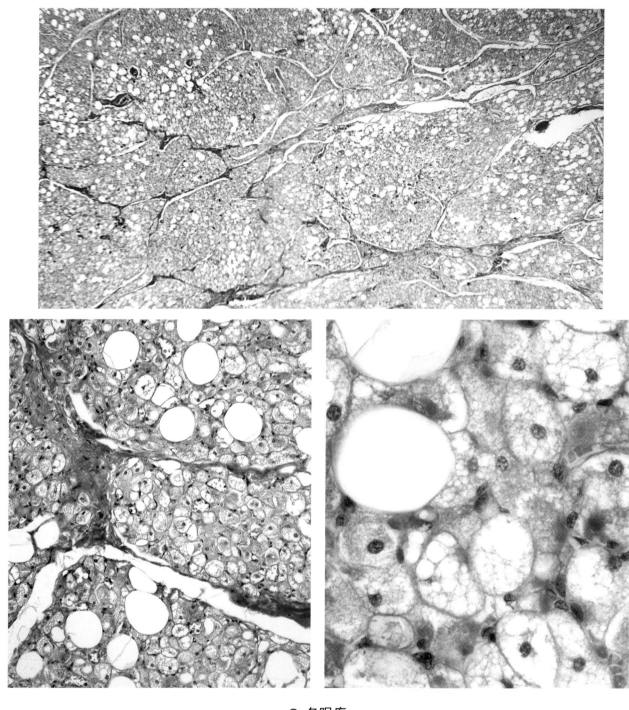

⊙ 冬眠瘤

- "透明"细胞
- 透明细胞是脂肪细胞，即所谓的"桑椹细胞"，核周可见网状空泡

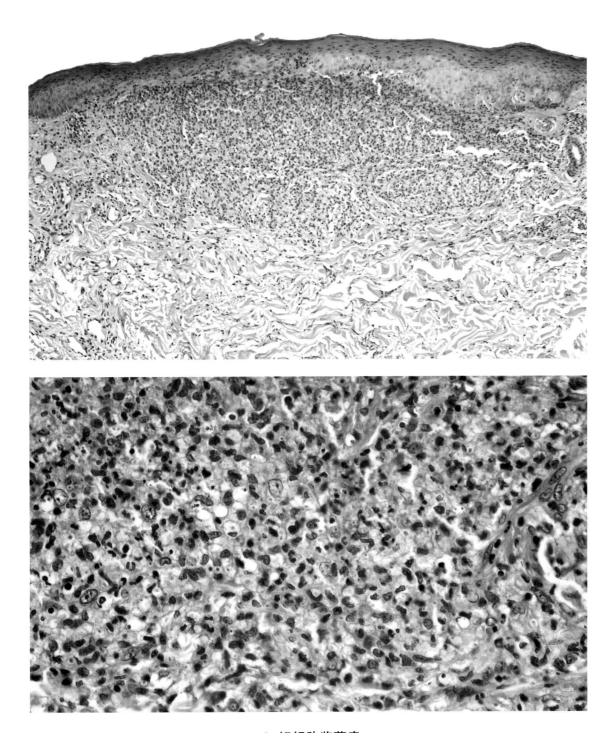

⊙ 组织胞浆菌病

- "透明"细胞
- 瘤细胞为吞噬病原体的巨噬细胞
- 菌体附有荚膜，周围有透亮区域

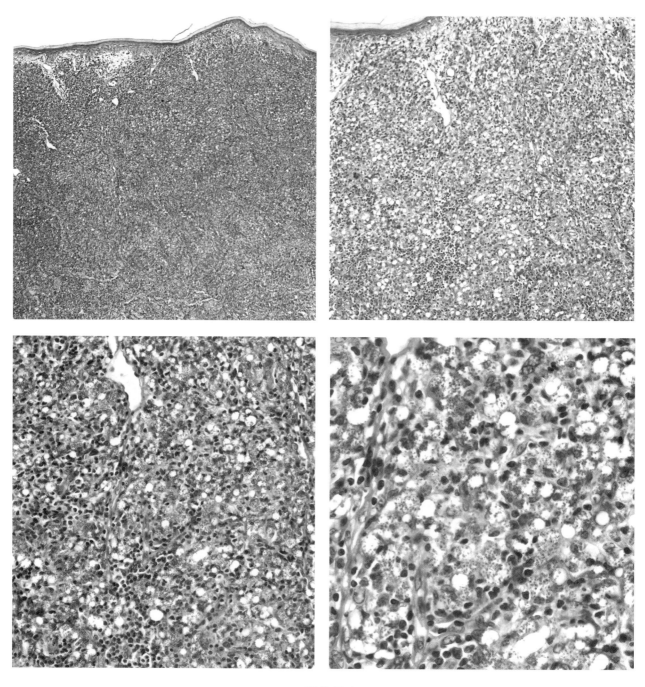

⊙ 利什曼病

- "透明"细胞
- 见吞噬病原体的异物巨细胞
- 巨噬细胞周围可见成簇的病原体

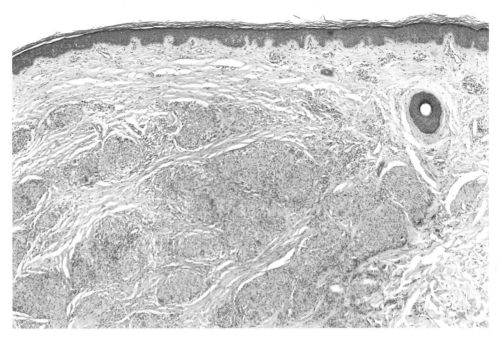

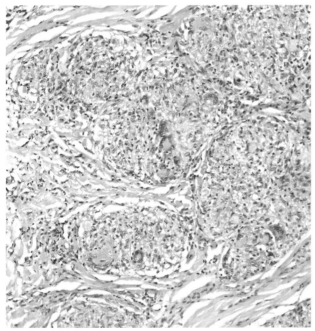
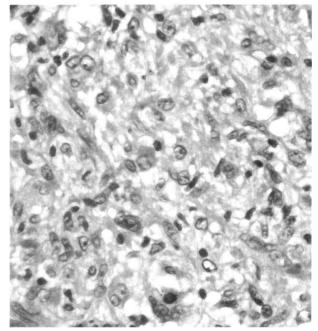

⊙ 瘤型麻风

- "透明"细胞
- 组织细胞（"Virchow细胞"）胞质呈泡沫状，可见大量病原体（特殊染色可见）
- 空泡内簇状病原状（球形）

- 低倍镜下，组织细胞呈线性排列
- 可见境界带
- 真皮神经束可增厚

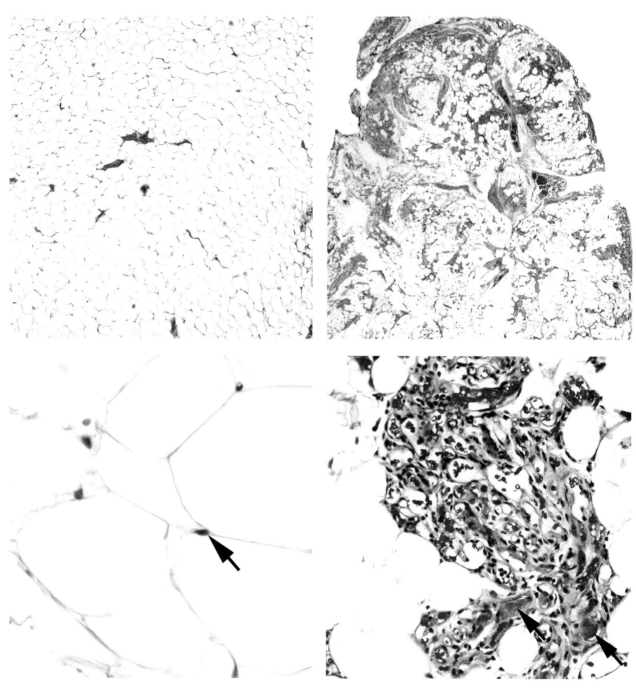

⊙ **脂肪瘤（左）/血管脂肪瘤（右）**

- "透明"细胞可见其细胞核被挤压至周边（左下图箭）
- 透明细胞为脂肪细胞，群集而成小叶状

- 缺少 / 无分隔
- 血管脂肪瘤可见多数小血管，有些含纤维素（右下图箭）

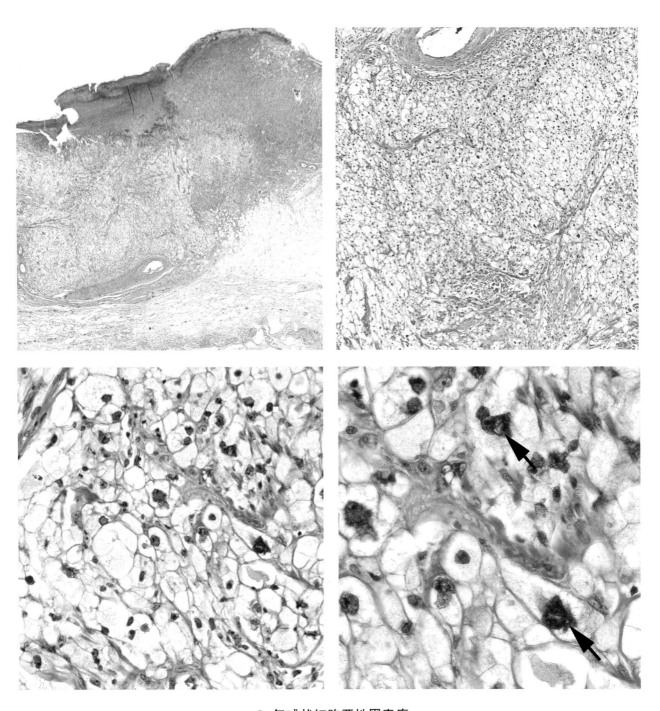

⊙ 气球状细胞恶性黑素瘤

- "透明"细胞
- 黑素细胞胞质透明或呈泡沫状
- 黑素细胞具有非典型性，即核大小不等（箭）

- 特殊染色有助于明确诊断
- 源于原位恶性黑素瘤或真表皮交界处病灶为诊断线索

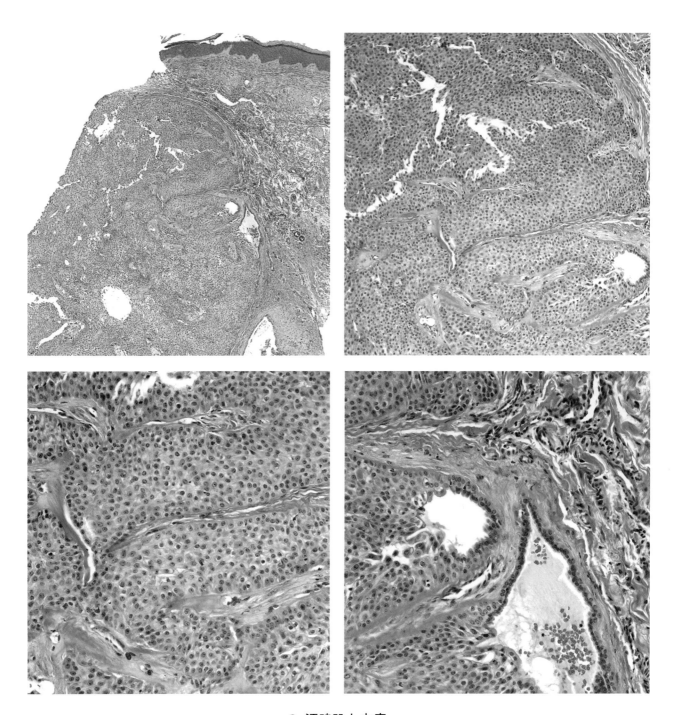

⊙ 汗腺肌上皮瘤

- "透明"细胞
- 细胞排列在向导管分化的小叶中
- 可见胶原透明样变

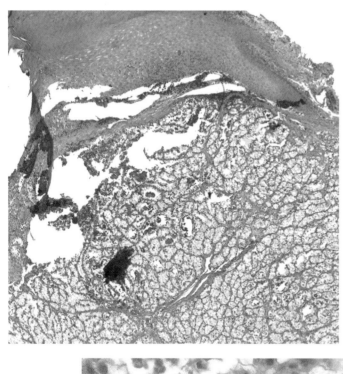 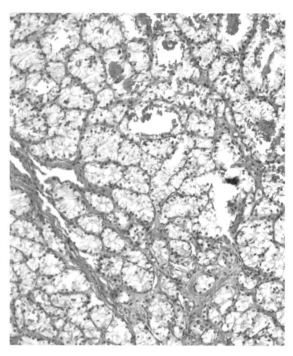

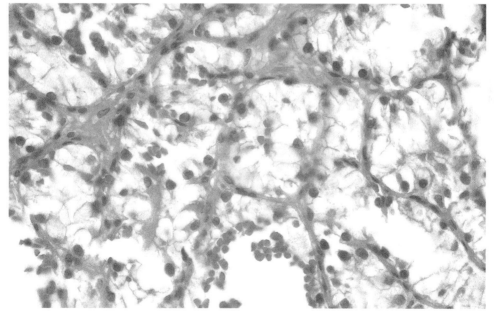

⊙ 肾癌

- "透明"细胞
- 发生于肾索，肾岛或假腺样结构中
- 肿瘤细胞源于肾脏，周围绕以血管/红细胞外溢

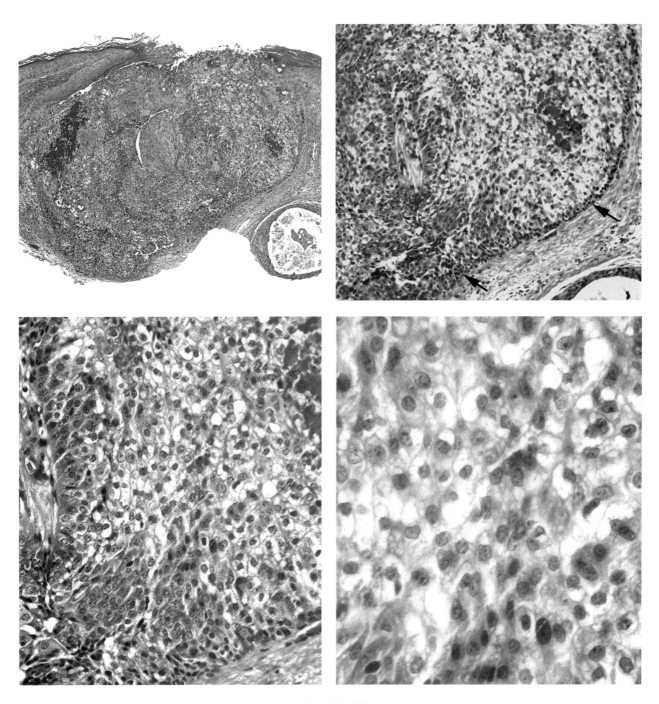

⊙ **皮脂腺腺瘤**

- "透明"细胞
- 皮脂腺细胞具有尖锐/圆齿状细胞核，常被基底细胞包绕（箭）
- 低倍镜下可见许多小叶结构，开口于皮肤表面

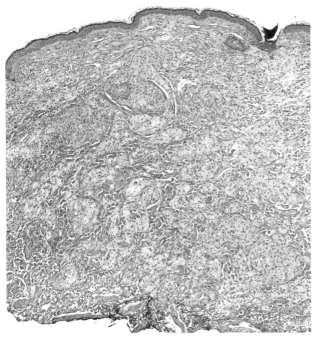 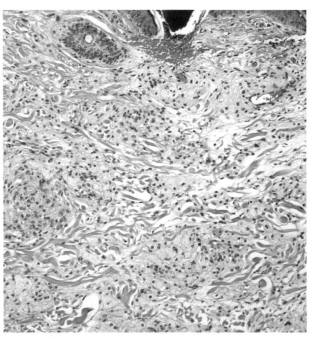

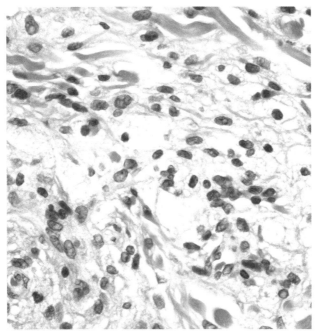

⊙ **睑黄瘤**

- "透明"细胞
- 可见泡沫状组织细胞排列在胶原束间（其间充满脂质）

- 表皮变薄（眼睑皮肤）
- 可见绒毛（眼睑皮肤）

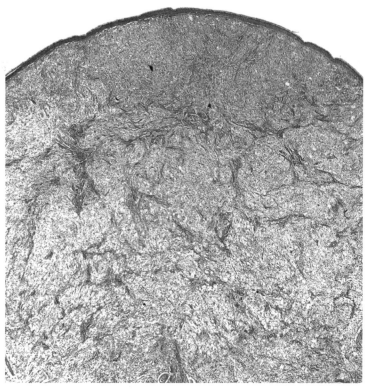

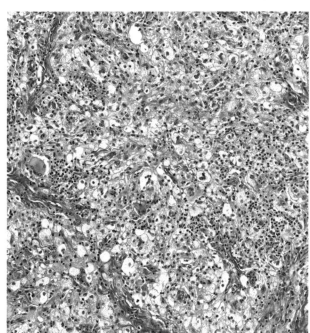
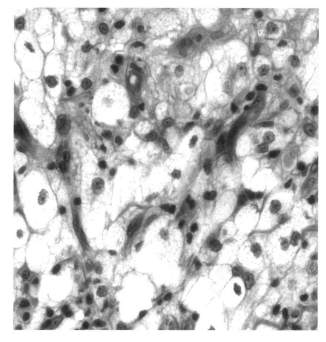

⊙ 黄色肉芽肿（陈旧病变）

- "透明"细胞
- 真皮浅层可见边界清楚的组织细胞
- 常见Touton巨细胞及嗜酸性粒细胞

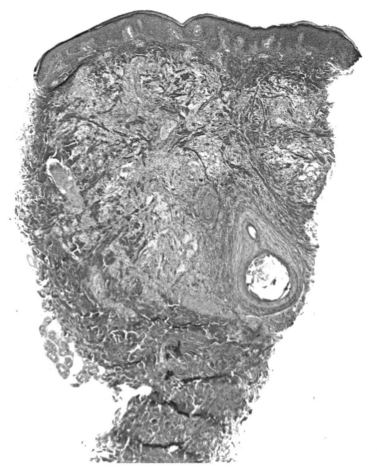

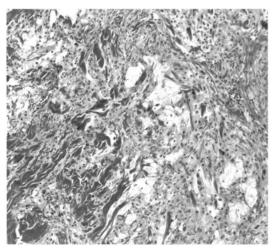
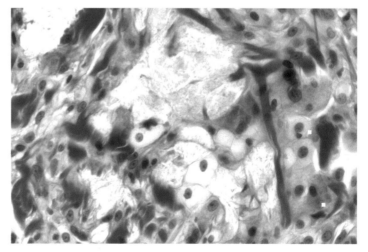

⊙ 黄色瘤

- "透明"细胞
- 真皮内大量泡沫状组织细胞（其间充满脂质）
- 发疹性黄瘤中无脂质

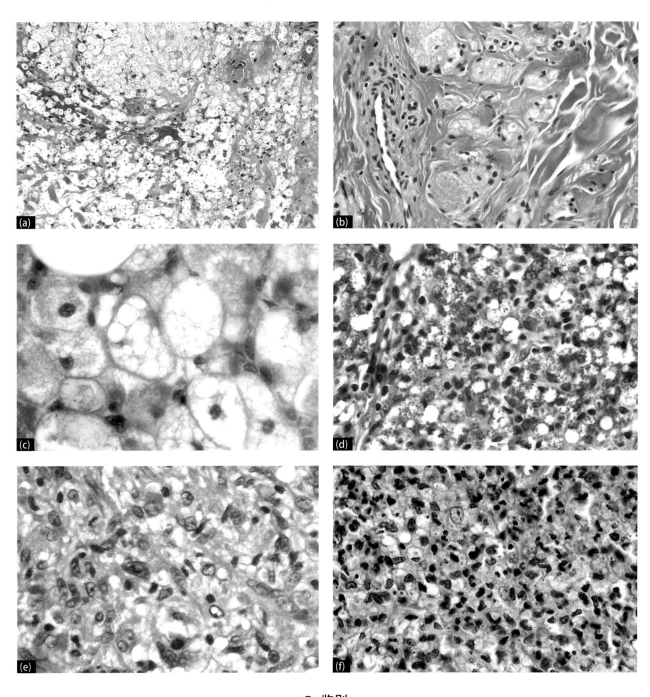

⊙ 鉴别

(a) 隐球菌病，凝胶状：菌体具有特征性透明荚膜

(b) 颗粒细胞肿瘤：胞质有颗粒状物质

(c) 冬眠瘤：胞质呈网状空泡样

(d) 利什曼病：异物巨细胞内可见吞噬的菌体

(e) 瘤型麻风：组织细胞可见大量菌体；低倍镜下呈线性排列

(f) 组织胞浆菌病：组织细胞胞质内可见菌体；其周围有透明区域（荚膜）

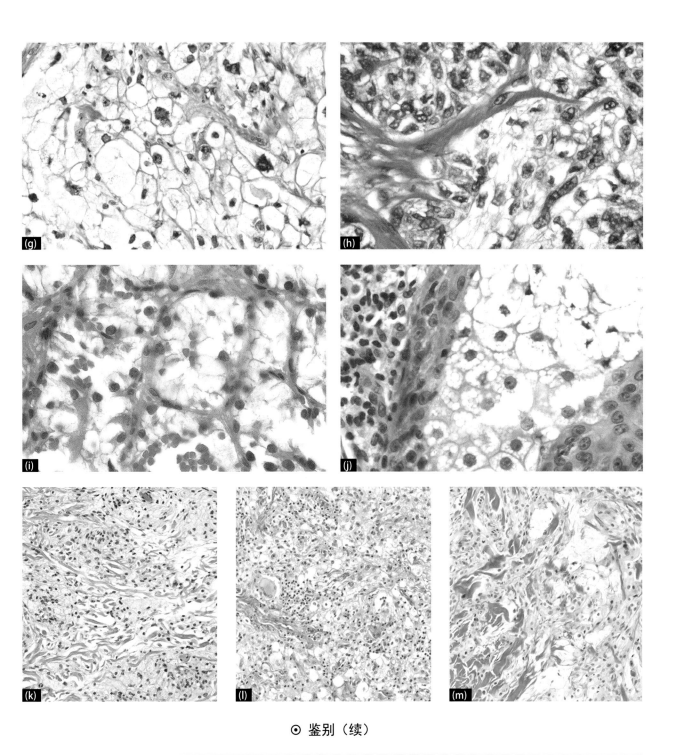

⊙ 鉴别（续）

(g) 气球状细胞恶性黑素瘤：胞质透明及细胞不典型增生

(h) 汗腺肌上皮瘤：细胞排列在向导管分化的小叶中，胶原透明样变

(i) 肾癌：透明细胞，红细胞外溢

(j) 皮脂腺腺瘤：皮脂腺细胞质透明，星状核，且被基底细胞所包绕

(k) 睑黄瘤：眼睑皮肤可见散在泡沫状细胞

(l) 黄色肉芽肿：Touton巨细胞样泡沫细胞

(m) 黄色瘤：含大量脂质的泡沫细胞

第4章　上-下
Top-Down

Dermatopathology: Diagnosis by First Impression, Third Edition. By Christine J. Ko and Ronald J. Barr.

© 2017 John Wiley & Sons, Ltd. Published 2017 by John Wiley & Sons, Ltd.

相关网址: www.wiley. com/go/ko/dermatopathology3e

一、角化过度/角化不全
Hyperkeratosis/parakeratosis

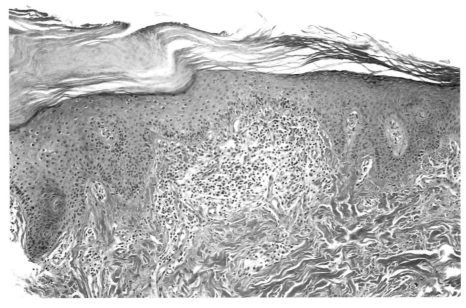

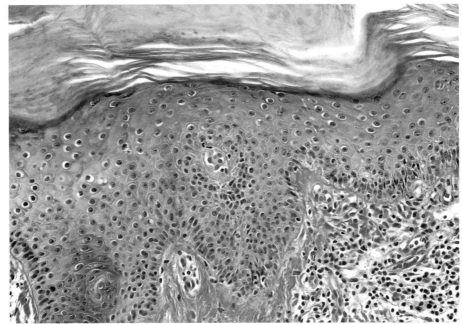

⊙ **Flegel病**

- 角化过度，变异淋巴细胞浸润
- 散在"角化不良"的角质形成细胞
- 表皮萎缩或棘层肥厚

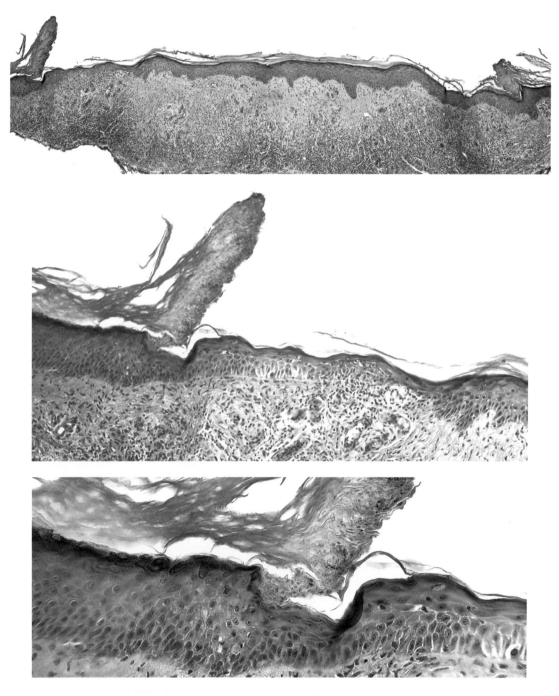

⊙ 汗孔角化症

- 角化过度/角化不全（鸡眼样板），淋巴细胞浸润
- 鸡眼样板（变性颗粒层上方层状角化不全）
- 可存在苔藓样浸润

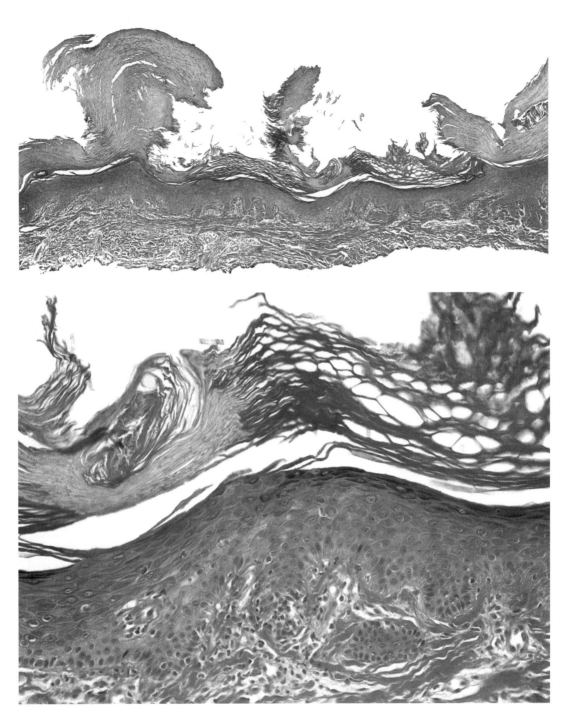

⊙ 炎性线状疣状表皮痣

- 角化过度、角化不全间断出现
- 棘层肥厚

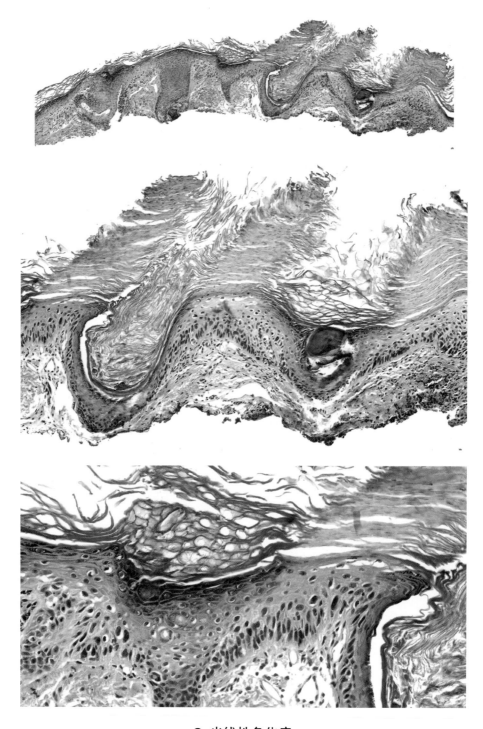

⊙ 光线性角化病

- 角化过度、角化不全间断出现（粉色与蓝色角化柱相互交替）
- 表皮下层有不典型角质形成细胞
- 附属结构中的角质形成细胞呈正角化

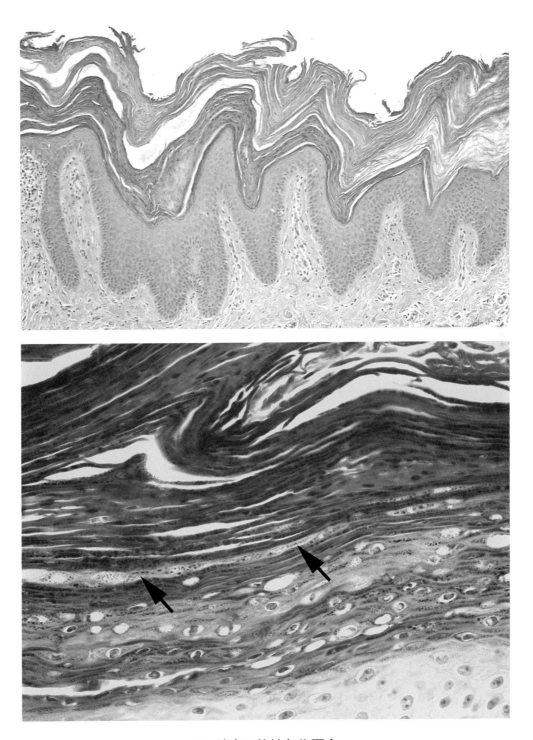

⊙ 腋窝颗粒性角化不全

- 颗粒性角化不全
- 角质层中可见颗粒（箭）

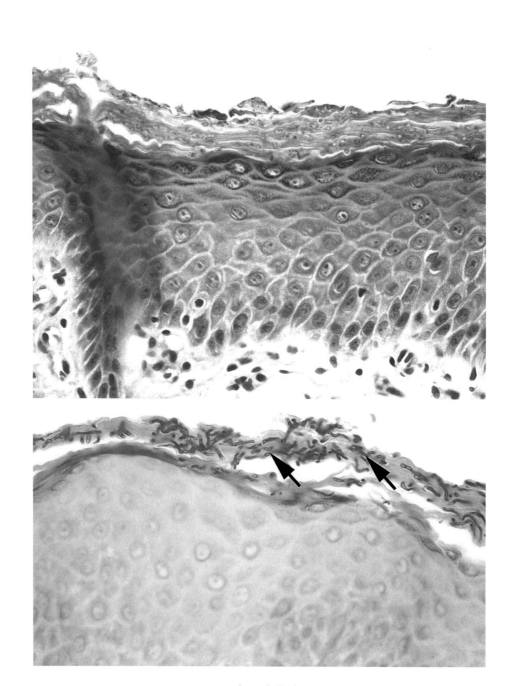

⊙ 皮肤癣菌病

- 菌体伴角化不全
- 角质层中略带折光的物质（菌丝和孢子）
- 正角化层上能看到角化不全（"三明治特征"）
- 用PAS染色法能看到明显的菌丝（箭）

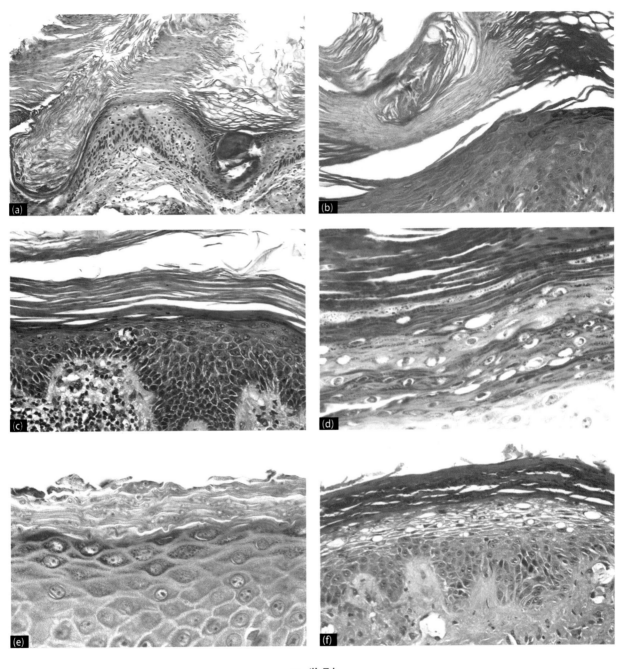

⊙ 鉴别

(a) 日光性角化病：蓝色的角化过度和红色的角化不全交替出现，可见非典型的角质形成细胞呈芽蕾状增生，附属结构中的角质形成细胞呈正角化

(b) 炎性线状疣状表皮痣：角化过度和角化不全交替出现，棘层肥厚，不伴有细胞的非典型增生

(c) 毛发红糠疹：角化不全角化过度呈棋盘状改变，不规则棘层增厚（见108页）

(d) 腋窝颗粒性角化不全：角质层里残留颗粒

(e) 皮肤癣菌病：角质层里有环状和线状菌体

(f) 营养不良：表皮角化不全 / 苍白色坏死组织（见321页）

注意：花斑癣不同（有孢子和菌丝形式）；皮肤癣菌病和花斑癣不易发现，甚至在低倍镜下似正常皮肤

二、表皮浅层病变
Upper epidermal change

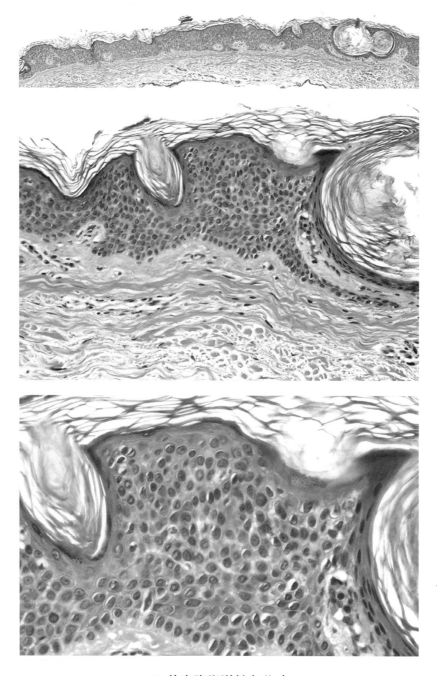

⊙ 单克隆脂溢性角化病

- 表皮浅层细胞巢中的角质形成细胞或许比周围的角质形成细胞轻微苍白
- 蜂窝状细胞巢由单一形态的典型角质细胞组成

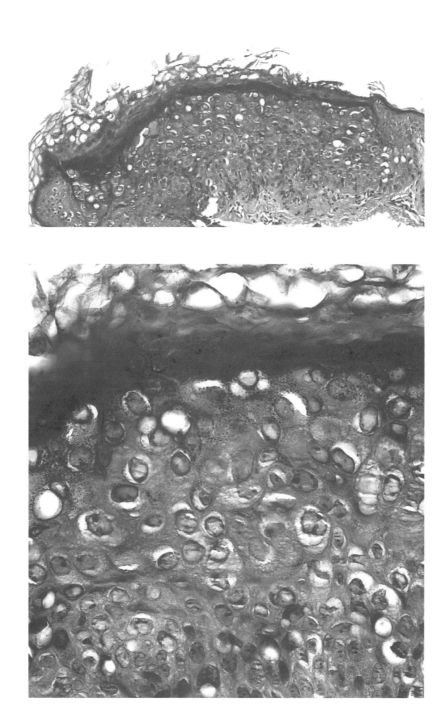

⊙ 疣状表皮发育不良

• 角质形成细胞在表皮浅层出现蓝灰色膨大胞质和核周空晕改变

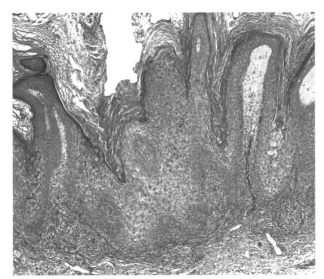
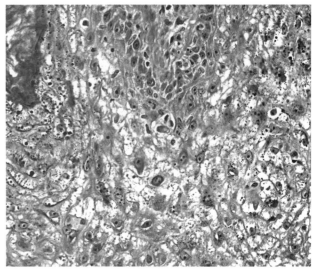
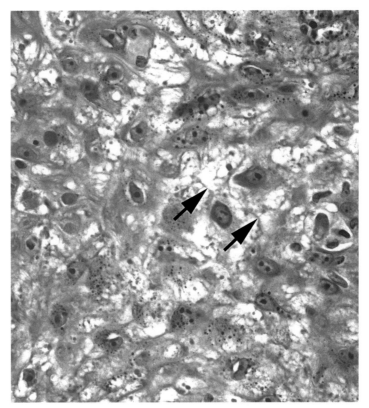

⊙ 表皮松解性角化过度

• 表皮浅层出现大量透明角质颗粒和铁丝网状细胞膜——颗粒状空泡变性（箭）

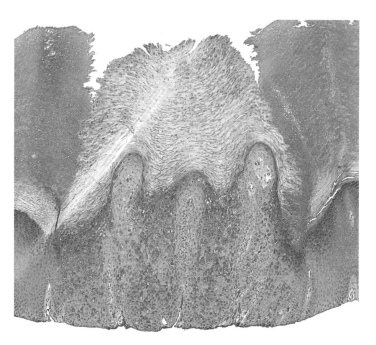

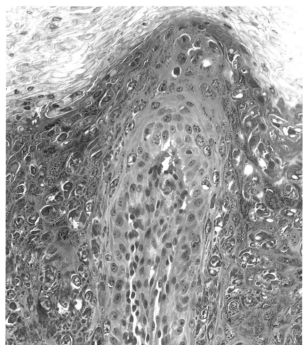
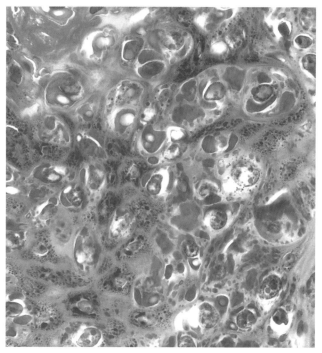

⊙ 蚁丘疣

• 表皮浅层可见伴有大量透明角质颗粒的挖空细胞

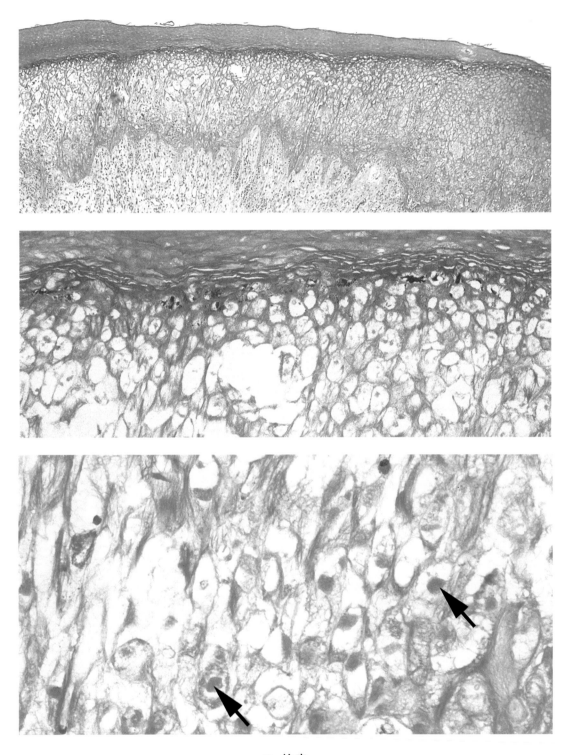

⊙ 羊痘

- 表皮浅层出现网状变性（细胞内细胞水肿）和粉红色胞质小球（箭）
- 常见于肢端

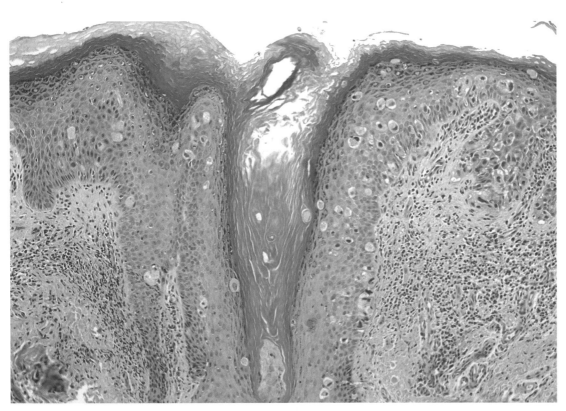

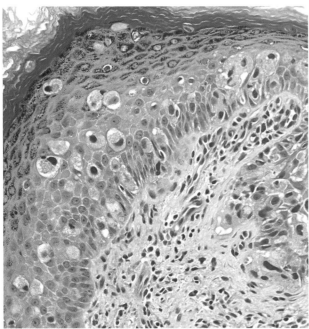
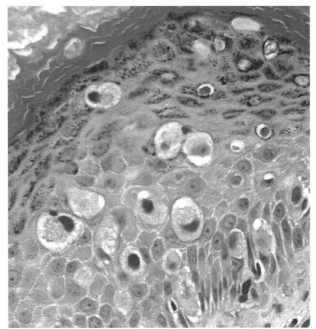

⊙ **Paget 病**

- 表皮浅层细胞出现分散的单个的大细胞和细胞巢
- 能看到分布在细胞巢附近的被压缩的基底层（眼线征）
- 大细胞胞质膨大，核偏向一侧

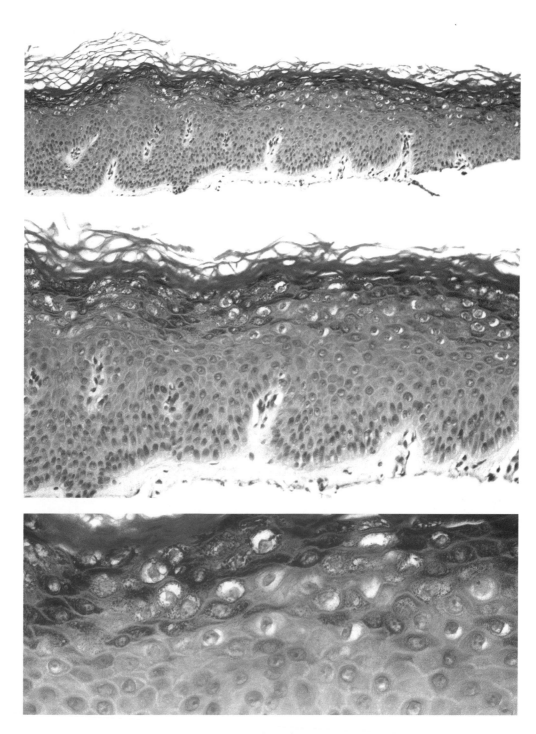

⊙ **扁平疣**

- 表皮浅层见挖空细胞，核周可见空晕
- 表皮变平，略微有乳头状突起
- 颗粒层增厚

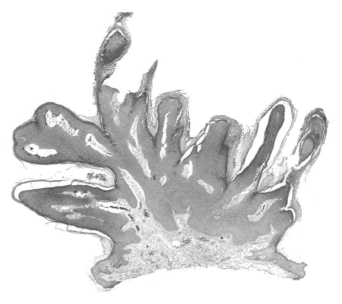

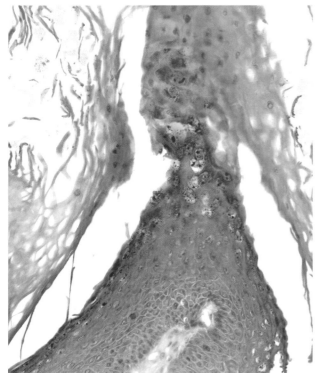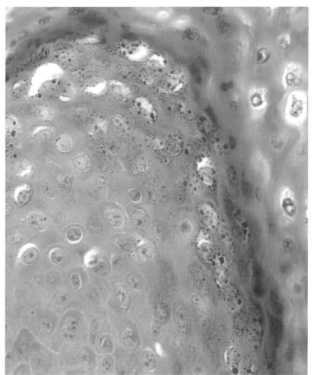

⊙ 寻常疣

- 表皮层出现挖空细胞
- 表皮乳头瘤样增生

- 颗粒层增厚
- 指状突起（树枝状）

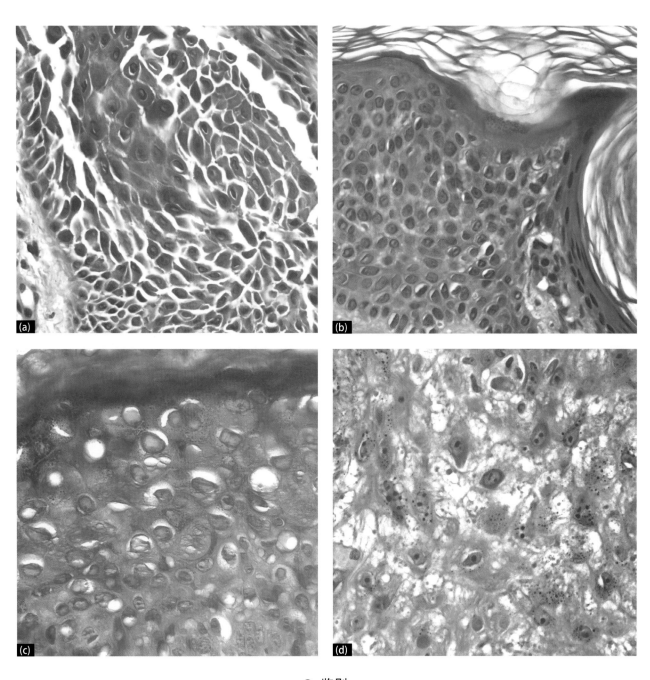

⊙ 鉴别

(a) 家族性良性慢性天疱疮：皮肤棘层松解（单个角质形成细胞出现松解，见240页）

(b) 克隆型脂溢性角化病：典型的单一角质形成细胞巢

(c) 疣状表皮发育不良：膨大蓝灰色胞质，核周可见空晕

(d) 表皮松解性角化过度：胞膜呈线状，无胞核，伴颗粒空泡变性

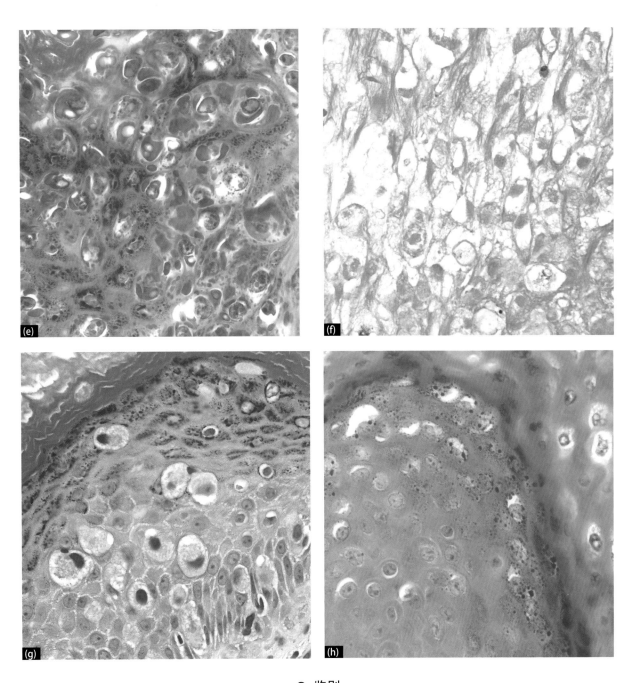

⊙ 鉴别

(e) 蚁丘疣：明显的透明角质颗粒和胞质内角状包涵体

(f) 羊痘：网状变性（粉红色细胞膜，无细胞核，伴散在内容物）

(g) Paget 病：缺乏细胞间桥的散在细胞，可见典型灰色胞质

(h) 疣：挖空细胞

三、棘层松解
Acantholysis

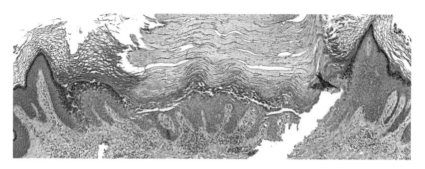

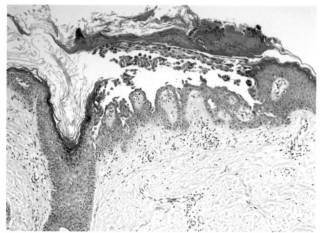

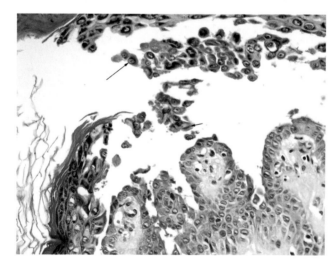

⊙ **Darier病**

- 良性棘层松解性角化不良，圆体（长箭）和谷粒（短箭）
- 棘层松解性角化不良上方可见角化不全、痂
- 绒毛（基底细胞包绕真皮乳头）可见于基底部

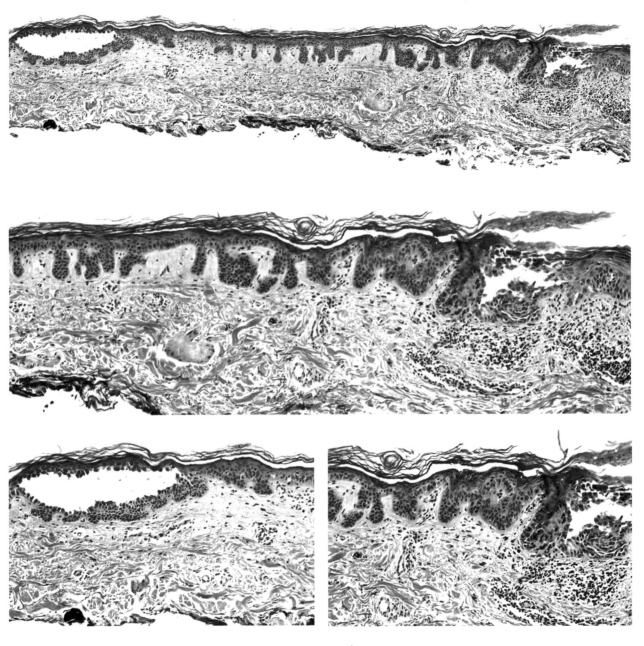

⊙ **Grover病**

- 灶状良性棘层松解性角化不良
- 灶状海绵水肿及不伴角化不良的棘层松解改变（家族性良性慢性天疱疮样和天疱疮样）

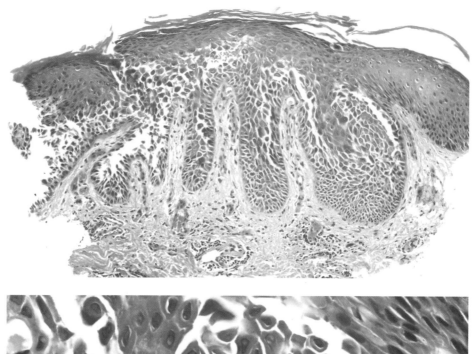

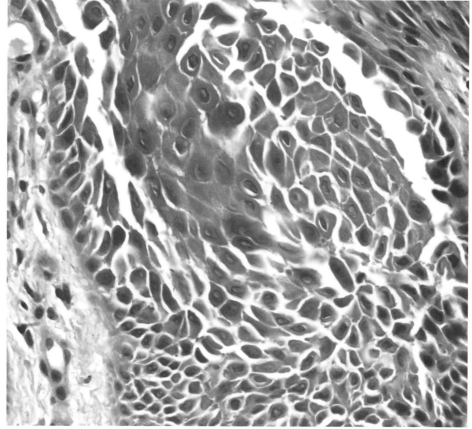

⊙ **Hailey-Hailey病**

- 良性皮肤棘层松解（可伴角化不良）累及至少表皮层的2/3或全层
- 类似于一面"倒塌样砖墙"改变

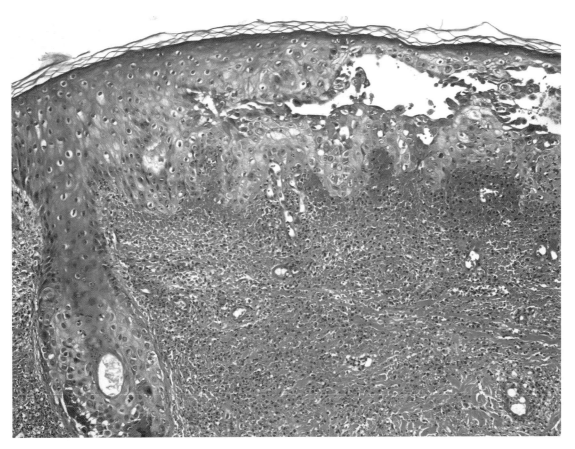

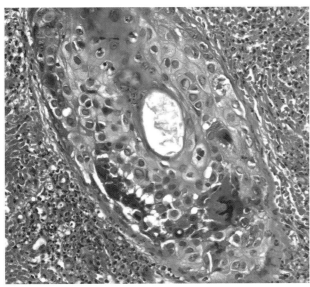
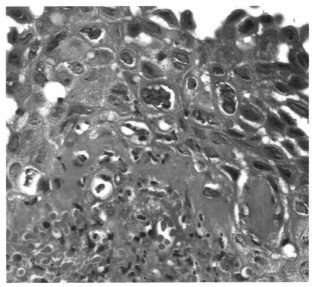

⊙ **疱疹病毒感染**

- 良性非角化不良的棘层松解伴气球样变性
- 伴环状染色质的多核细胞
- 滤泡性坏死/棘层松解是一条线索

- 常常累及或者破坏基底细胞，这种改变在寻常型天疱疮中不会出现

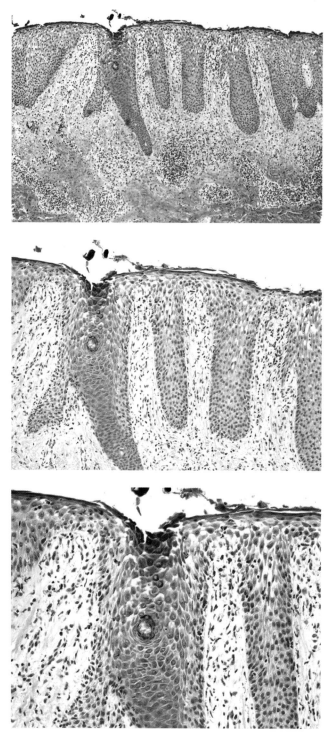

⊙ 落叶型天疱疮

- 发生在棘层上方的良性皮肤棘层松解，使颗粒层改变
- 可见棘层松解细胞"紧贴"裂隙顶部

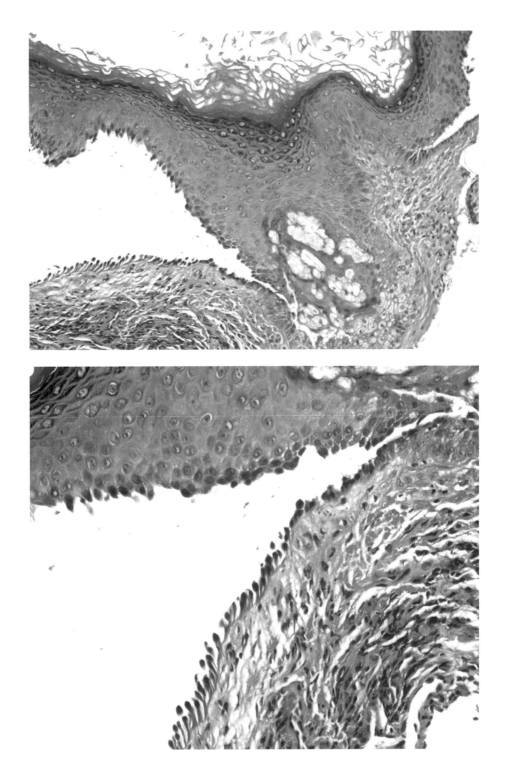

⊙ 寻常型天疱疮

- 基底层上方可见良性皮肤棘层松解
- 基底层完整且呈"墓碑样"改变

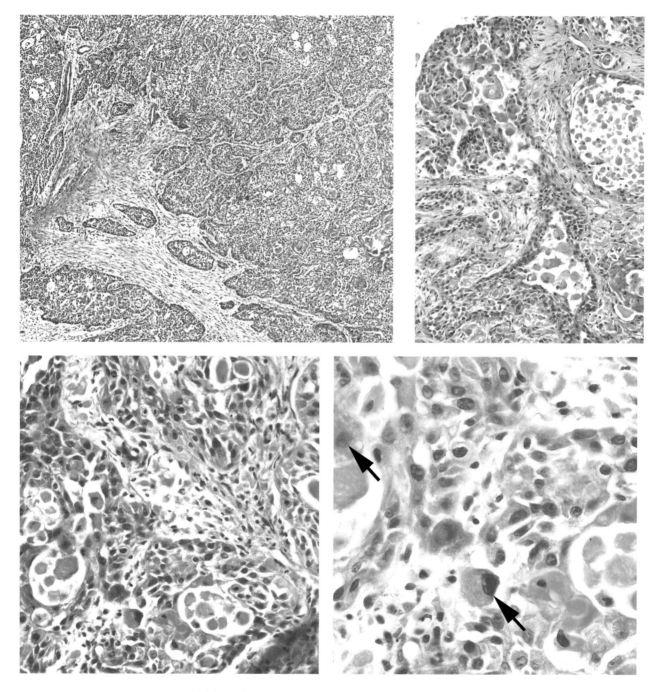

⊙ 鳞状细胞癌（腺体型或假腺管型或棘层松解型）

- 大型浸润型肿瘤中可见恶性角化不良棘层松解改变
- 明显的异形细胞（箭）和核分裂象

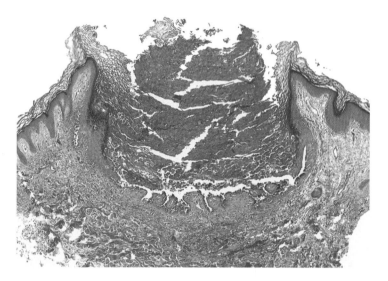

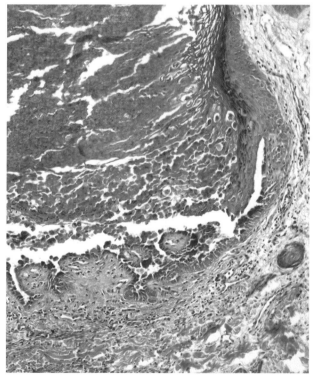
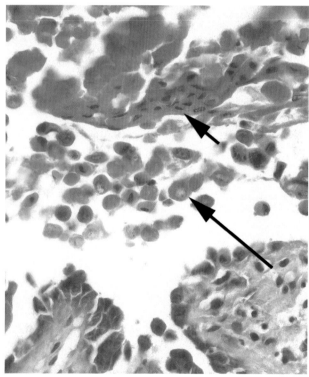

⊙ 疣状角化不良瘤

- 组织学改变类似毛囊角化症，伴圆体（长箭）和谷粒（短箭）的改变，但是有更多杯状和（或）滤泡状改变
- 临床孤立性病变

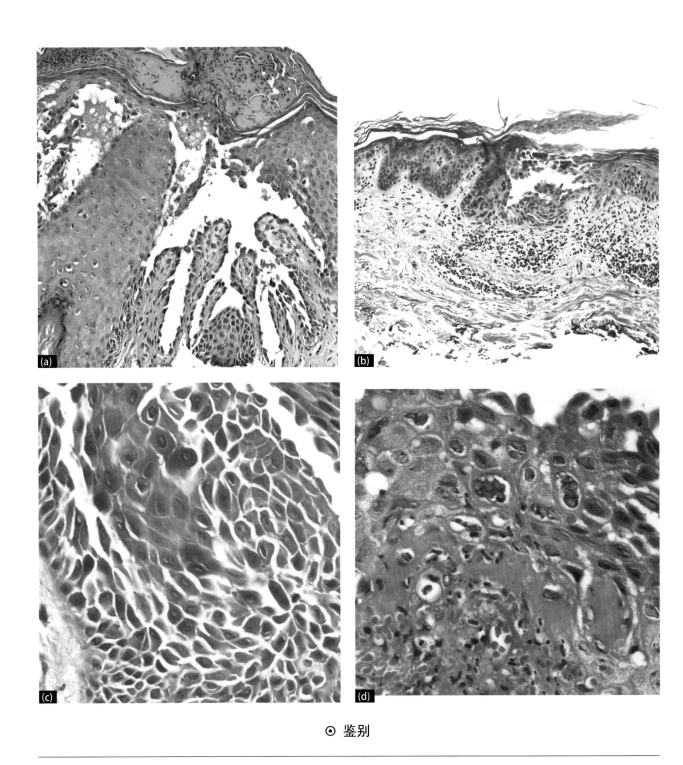

⊙ **鉴别**

(a) 毛囊角化病：圆体和谷粒上方可见明显的角化不全/痂（良性角化不良型棘层松解）；绒毛明显

(b) Grover病（暂时性棘层松解性皮肤病）：多种形式的棘层松解（毛囊角化症，家族性良性慢性天疱疮，天疱疮）伴灶状海绵层水肿

(c) 家族性良性慢性天疱疮：棘层松解累及表皮大部分（通常为非角化不良皮肤棘层松解）

(d) 疱疹病毒感染：气球样变性，多核细胞伴随环状染色质

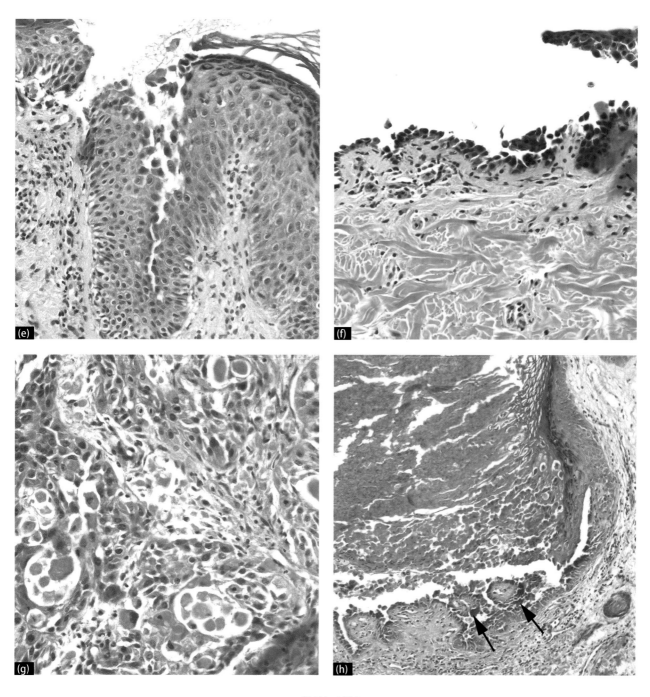

⊙ 鉴别（续）

(e) 落叶型天疱疮：颗粒层出现明显的棘层松解
(f) 寻常型天疱疮：非角化不良棘层松解位于"墓碑状"基底层上方；毛囊可能被累及
(g) 鳞状细胞癌：棘层松解和角珠，非典型的角质细胞和核分裂（恶性角化不良性棘层松解）
(h) 疣状角化不良瘤：呈杯状改变的棘层松解和角化不良（良性角化不良的棘层松解），绒毛（箭）位于底部

四、表皮下空隙/裂隙
Subepidermal space/cleft

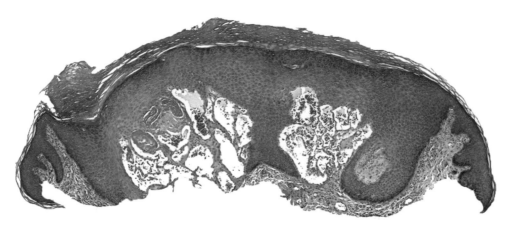

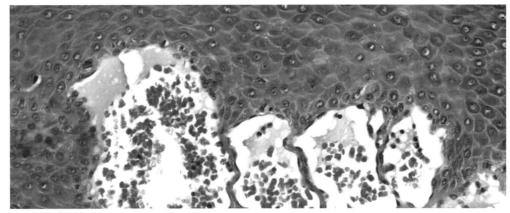

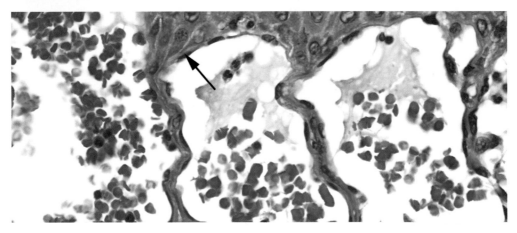

⊙ 血管角皮瘤

- 裂隙位于表皮下（亦能出现在表皮内）
- 薄的"境界带"（箭）
- 充满红细胞

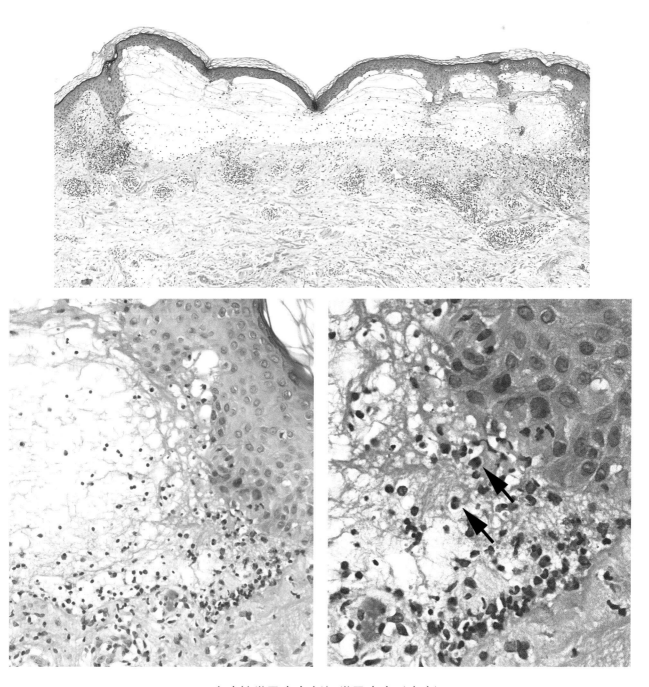

⊙ 大疱性类天疱疮/妊娠类天疱疮（疱疹）

- 表皮下空隙
- 基底部见大量嗜酸性粒细胞（箭）
- 可见花彩状（大疱基底乳头状突起）

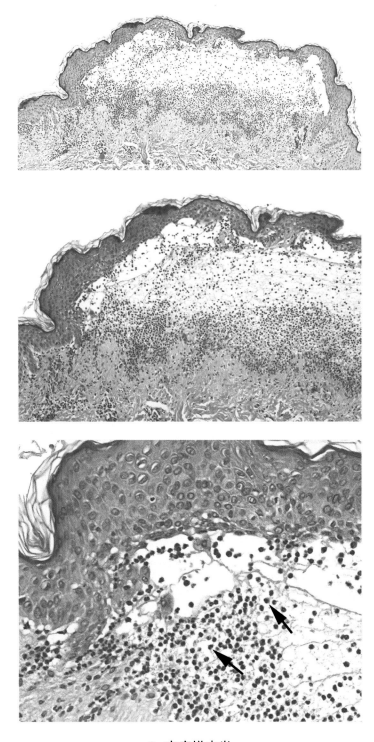

⊙ 疱疹样皮炎

- 表皮下空隙
- 基底部见大量中性粒细胞（箭）
- 水疱旁乳突部位可见中性粒细胞的聚集

注意：线状IgA病、中性粒细胞大疱性类天疱疮、

大疱性红斑狼疮和获得性大疱性表皮松解症具有相似的组织学特征

- 可见反向花彩状（大疱顶部向内乳头状突起）

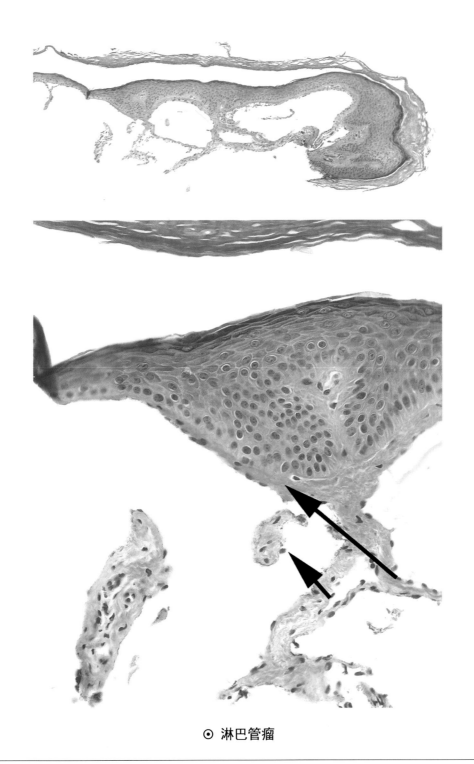

⊙ 淋巴管瘤

- 表皮下空隙，其内乳头状突起
- 薄"境界带"（长箭）
- 空隙内线状排列的内皮细胞（短箭）伴管腔内少量红细胞

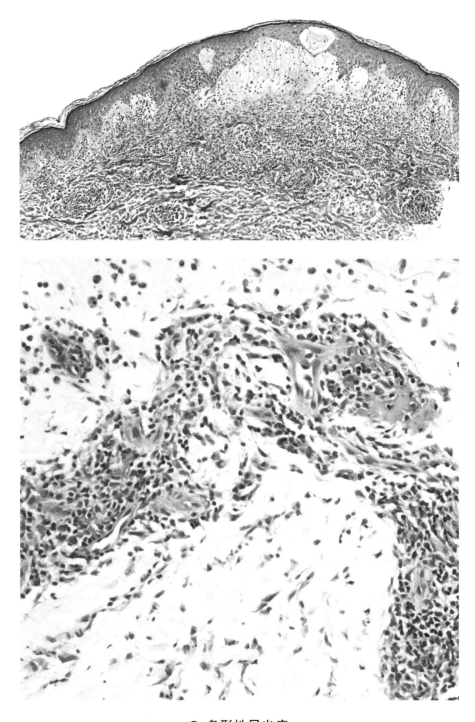

⊙ 多形性日光疹

- 表皮下空隙（水肿）
- 淋巴细胞包绕的浅部和深部血管

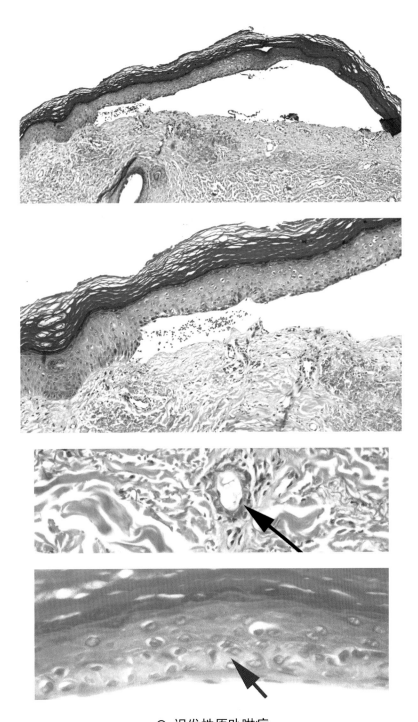

⊙ 迟发性原卟啉病

- 表皮下裂隙
- 非炎症性的基底层
- 真皮乳突花彩状
- 增厚的血管壁（长箭）

- 表皮的毛虫状结构（短箭）

注意： 非炎症性表皮下大疱的鉴别诊断包括非炎症性大疱性类天疱疮、获得性大疱性表皮松解、糖尿病性大疱及大疱性表皮松解症亚型

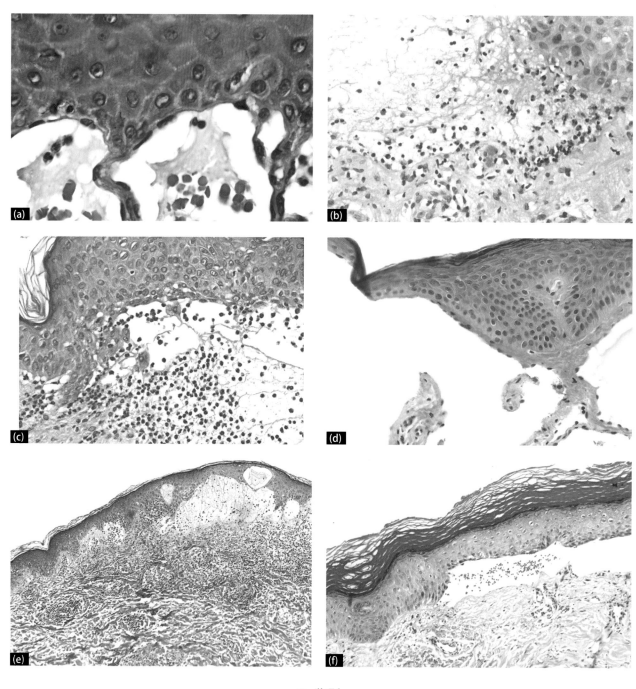

⊙ 鉴别

(a) 血管角皮瘤：裂隙内充满红细胞

(b) 大疱性类天疱疮：基底带充满嗜酸性粒细胞，锯齿状

(c) 疱疹样皮炎：基底带充满中性粒细胞，反花彩状

(d) 淋巴管瘤：内皮细胞线状分布于空白裂隙

(e) 多行日光疹：血管周围的淋巴细胞

(f) 迟发性皮肤卟啉病：基底带无炎症、花彩状和毛虫状结构

五、细胞内颗粒状"物质"
Granular "material" in cells

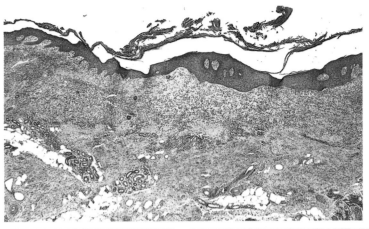

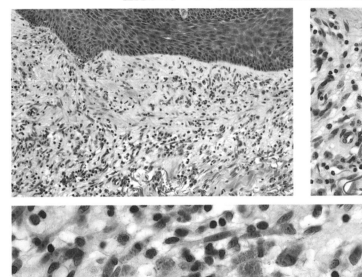

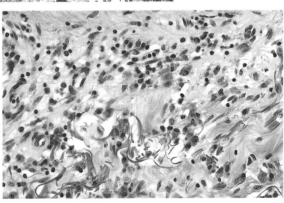

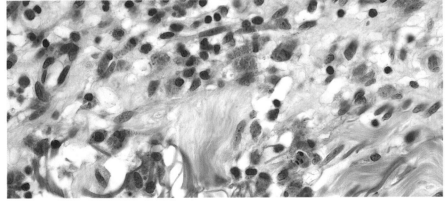

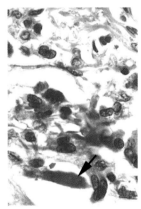

⊙ 氯化铝（Drysol 溶液）

- 组织细胞内"颗粒状"物质
- 相同大小的细微淡蓝色颗粒
- 大的蓝紫色胶原"凝集物"（箭）
- 常见的相互毗连的瘢痕

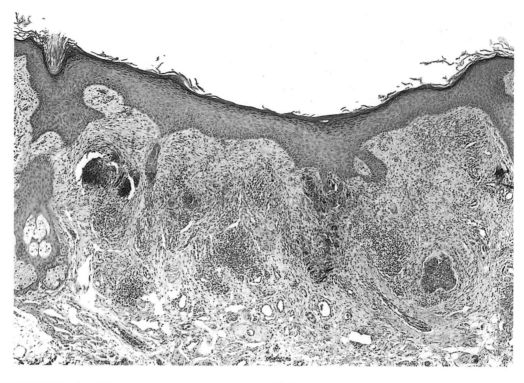

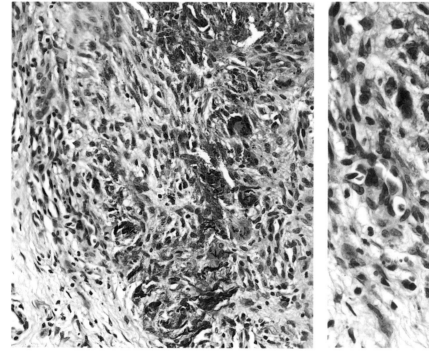 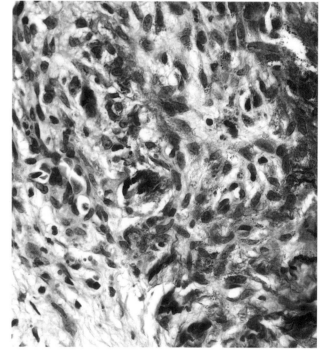

⊙ 硫酸亚铁（Monsel 溶液）

- 组织细胞内和细胞外的颗粒状物质
- 与含铁血黄素相似的染色特性
- 可能出现大量的含有褐黄色至黑色物质的胶原

凝集物
- 毗邻的瘢痕通常十分明显

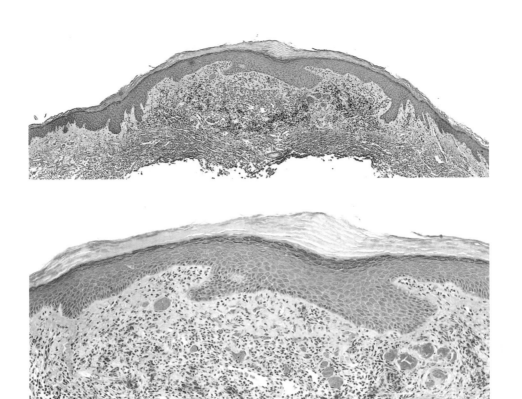

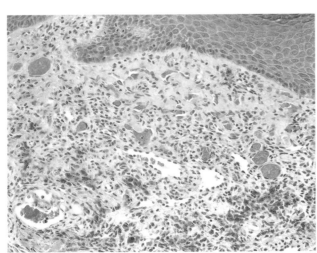
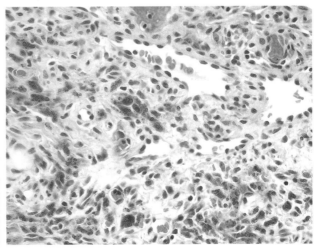

⊙ 含铁血黄素

- 组织细胞内的"颗粒状物质"（含铁血黄素巨噬细胞）
- 褐黄色有折射性的球状结构以及大小不一的颗粒
- 以更低倍的显微凝集器观察到的黄绿色
- 有时可观察到红细胞外渗现象

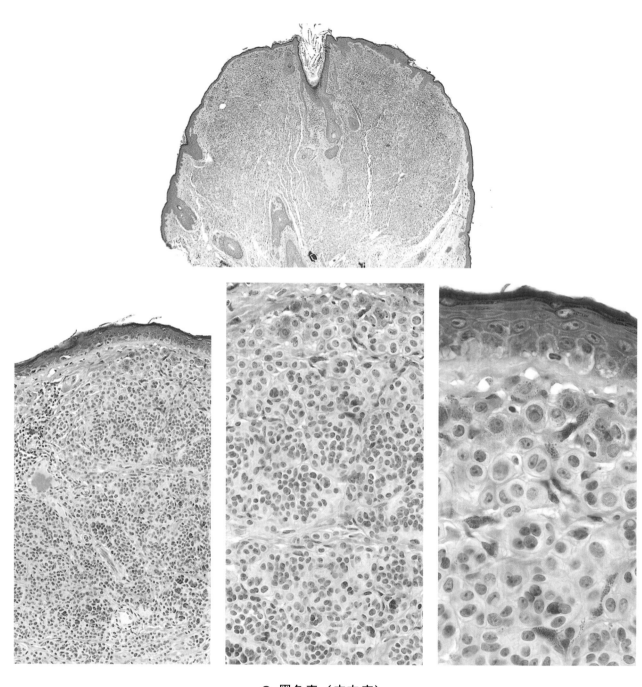

⊙ **黑色素（皮内痣）**

- 黑素细胞和噬黑素细胞内的颗粒状"物质"
- 成巢的大小均一的褐色细微颗粒（簇状分布），较小的黑素细胞位于基底，个别细胞伸展至胶原
- 以更低倍的显微凝集器观察到暗褐色至黑色的颜色

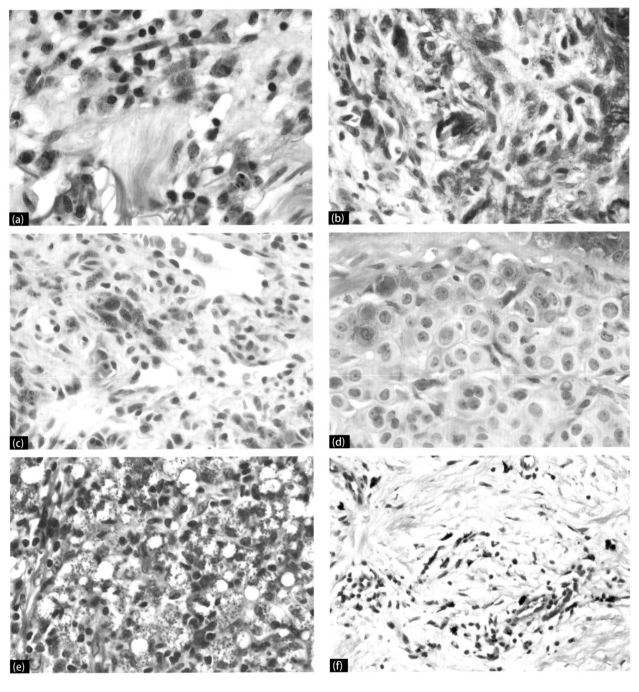

⊙ 鉴别

(a) 氯化铝（Drysol 溶液）：毗邻的组织细胞呈现出细微的淡蓝色颗粒；蓝紫色胶原凝集物

(b) 硫酸亚铁（Monsel 溶液）：毗邻的组织细胞含有褐黄色色素；褐黄色至黑色的胶原凝集物

(c) 含铁血黄素：大小不均一，有折光性的小体并且含有黄褐色色素的颗粒

(d) 黑色素：无折光性，大小均一的圆形含有褐色色素

(e) 利什曼病：组织细胞内的圆点状淡蓝色病原体，散乱分布的浆细胞（见206页）

(f) 文身：真皮中散在分布黑素颗粒，巨噬细胞中也可含有（见273页）

六、"忙乱"的真皮
"Busy"dermis

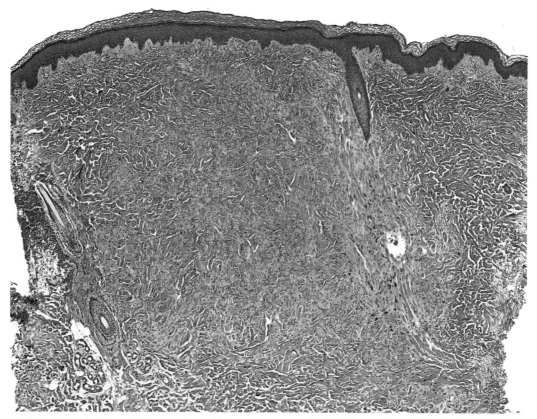

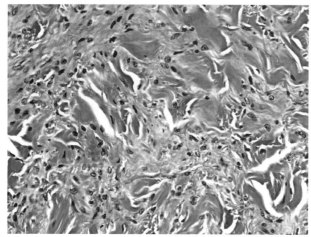 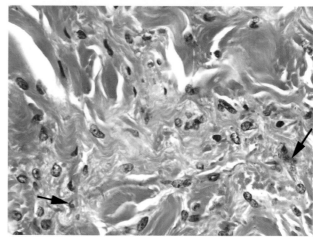

⊙ 蓝痣，色素减少性的

- "忙乱"的真皮
- 纺锤形的细胞，细胞核呈圆形或椭圆形并且伸展至致密的胶原中
- 偶尔有细胞中含有黑素小体（箭）

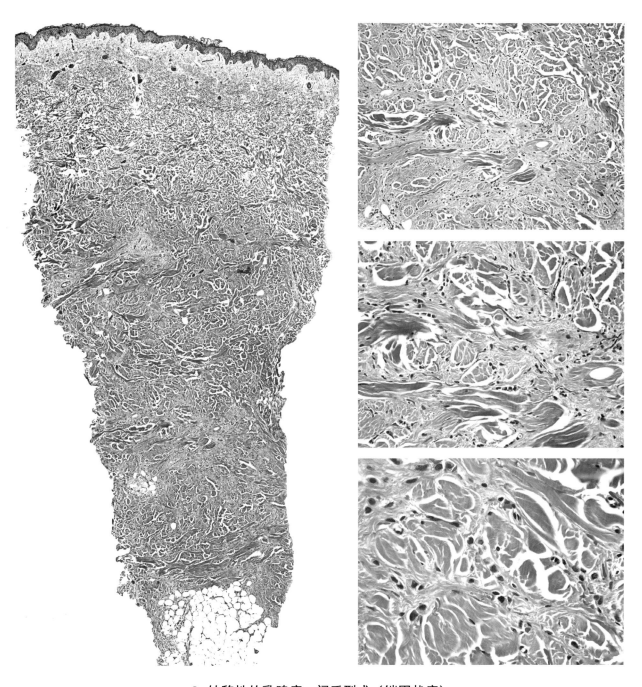

⊙ **转移性的乳腺癌，间质型式（铠甲状癌）**

- "忙乱"的真皮
- 致密的胶原，间质深染细胞
- 染色深的细胞呈现出核镶嵌

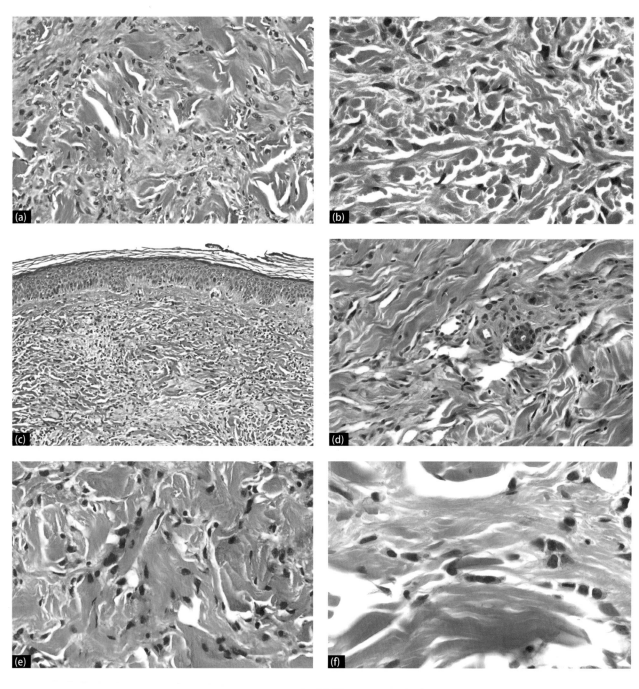

⊙ 鉴别

(a) 蓝痣，色素减少性的：偶有细胞含有黑色素

(b) 皮肤纤维瘤：胶原错杂（见166页）

(c) 环形肉芽肿：栅栏样结构伴有黏蛋白增多（见089页）

(d) Kaposi肉瘤：血管增多（见186页）

(e) 白血病的皮肤表现：细胞质内含有小颗粒的非典型细胞（见139页）

(f) 乳腺癌的皮肤转移，间质型：核深染镶嵌

七、真皮沉积物
Dermal material

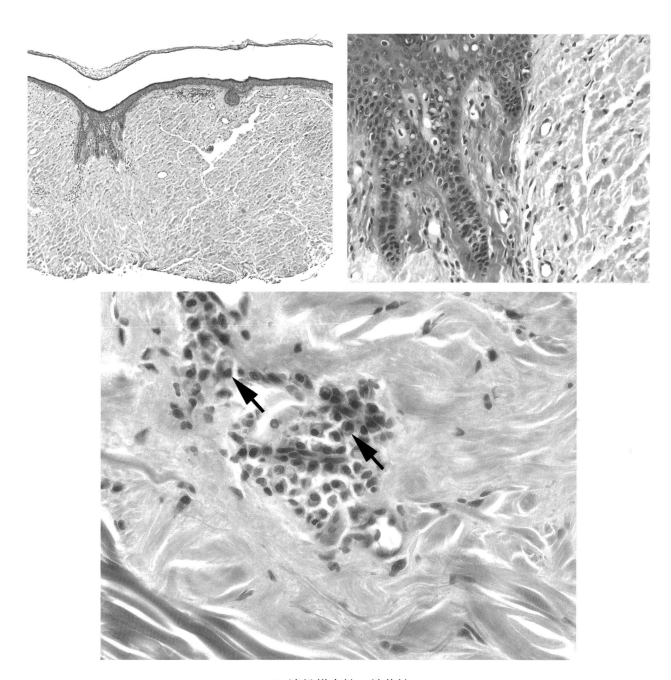

⊙ 淀粉样变性，结节性

- 皮肤内的粉红色无定形物质，散在分布于血管周围
- 通常沿血管分布的浆细胞（箭）

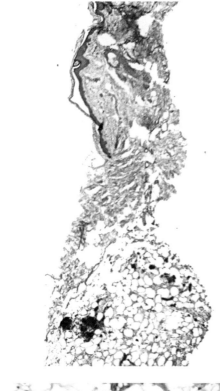

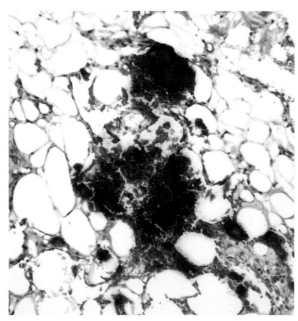

⊙ 皮肤的钙沉着

- 皮肤中的蓝紫色短粗的物质
- 附属器肿瘤中可见钙沉积（毛发上皮瘤、毛母质瘤）
- 弹性纤维假黄瘤中钙可沉积于弹性纤维中

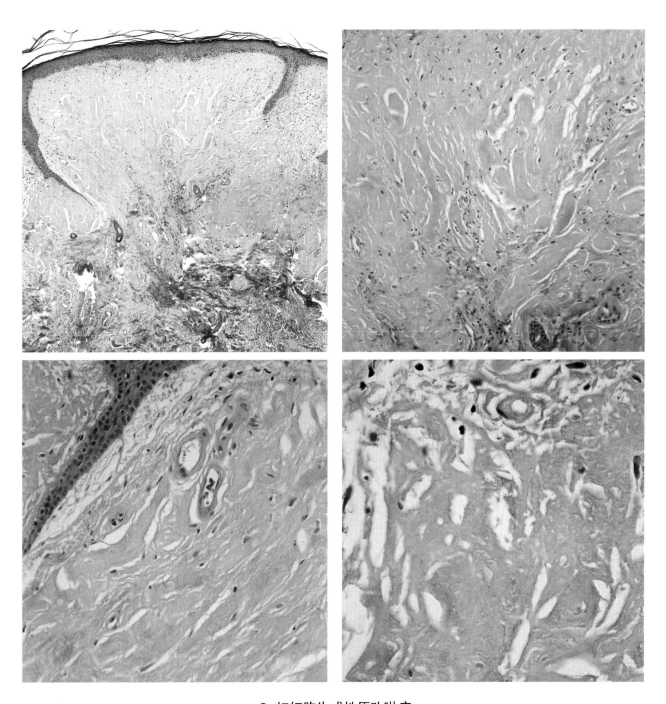

⊙ 红细胞生成性原卟啉症

- 粉红色无定形物充满真皮上层
- 初期皮损中可以看到血管周围的粉红色物质

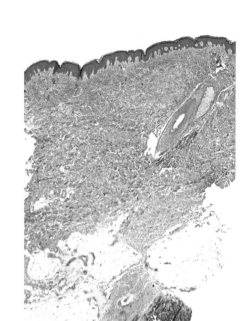

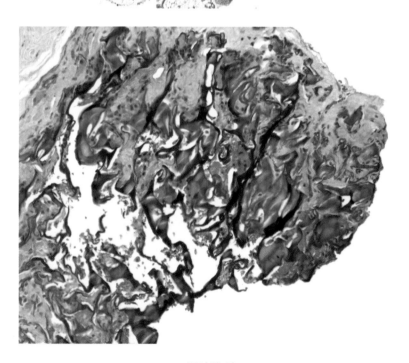

⊙ 凝胶海绵

• 真皮中的蓝紫色丝带状弯曲物质

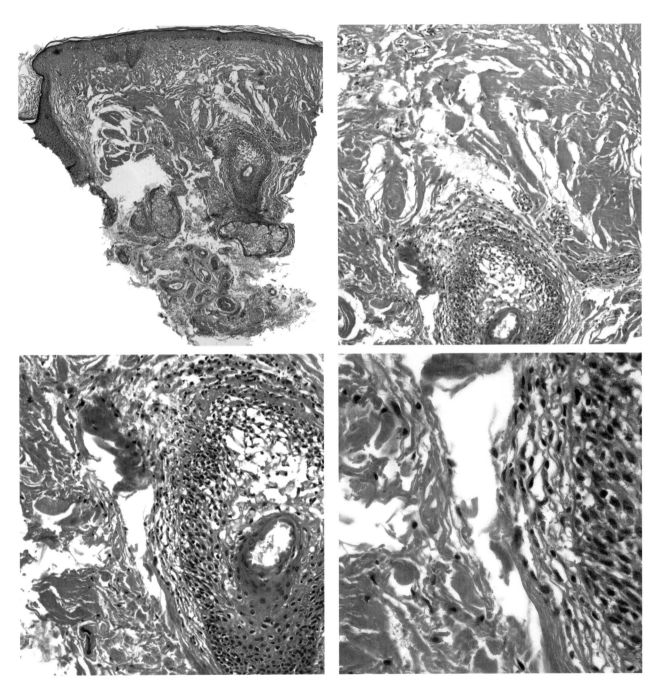

⊙ 类脂质蛋白沉积症

- 真皮中的粉红色无定形物，通常贯穿整个真皮
- 有时可垂直于表皮并且分布于血管和附属器周围

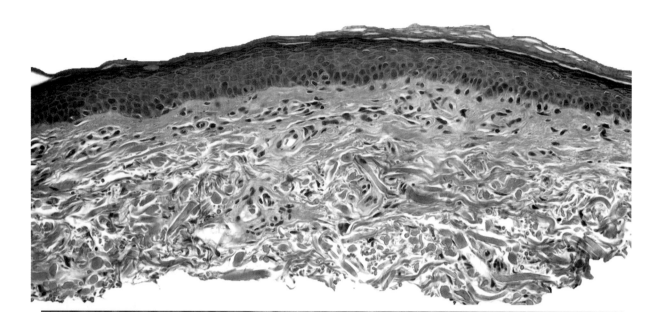

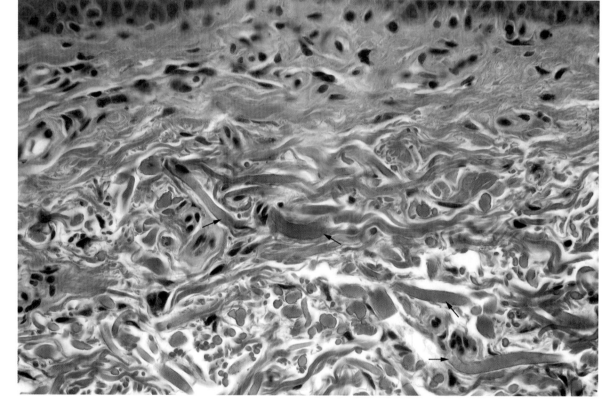

⊙ 褐黄病

• 真皮中的香蕉样褐黄色物质（变性胶原，箭）

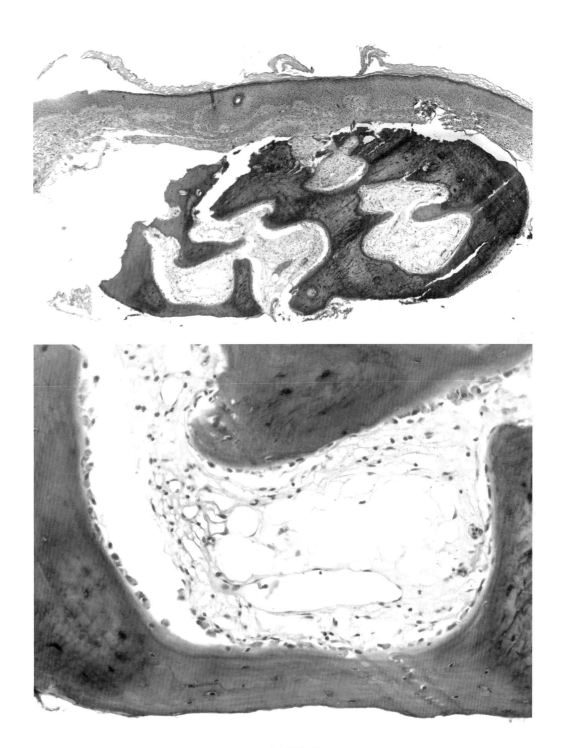

⊙ 皮肤骨瘤

- 真皮内物质，呈现明亮的粉红色有细胞核的小梁，周围有晕圈（骨细胞）
- 鉴别诊断包括硬化的毛母质瘤，鉴别点在于角蛋白是否有镜像细胞

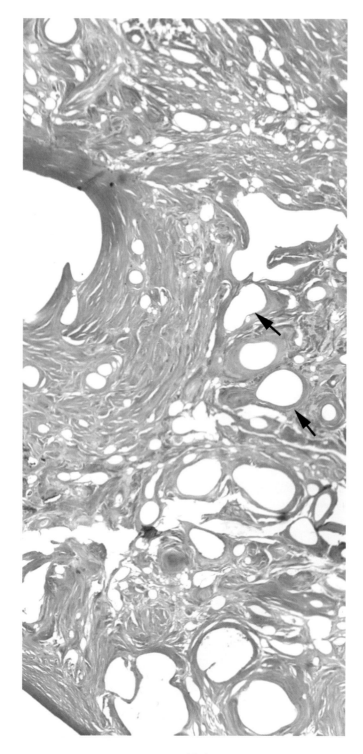

◉ **石蜡瘤**

- 在制片过程中真皮的结构丢失并且呈现不规则的圆形空隙（箭）
- 暗红色的硬化基质
- 瑞士奶酪样外观

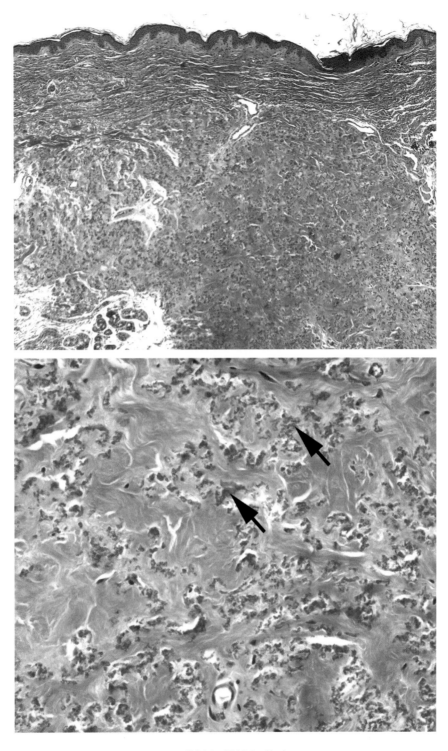

⦿ 弹性纤维性假黄瘤

- 真皮中变性的弹性纤维呈现蓝色弯曲状（箭）
- 有时钙化了的弹性纤维呈现螺旋状

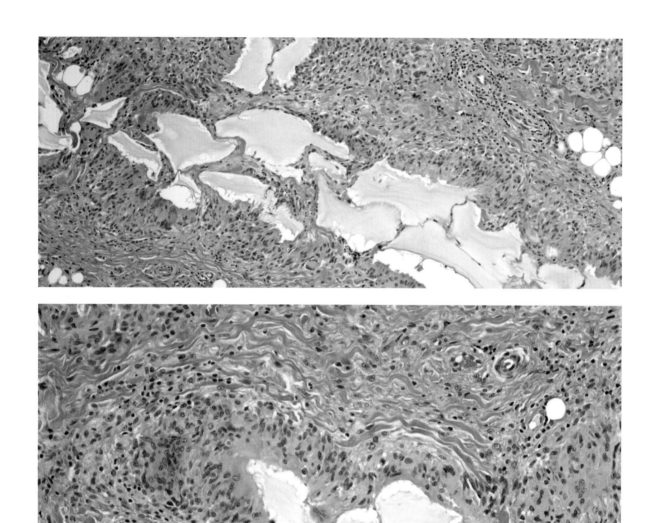

⊙ 透明质酸（皮肤中的填充物）

- 真皮中的物质
- 这些物质呈亮蓝色聚集
- 这些物质的周围可能出现异质性小体并且有巨细胞反应

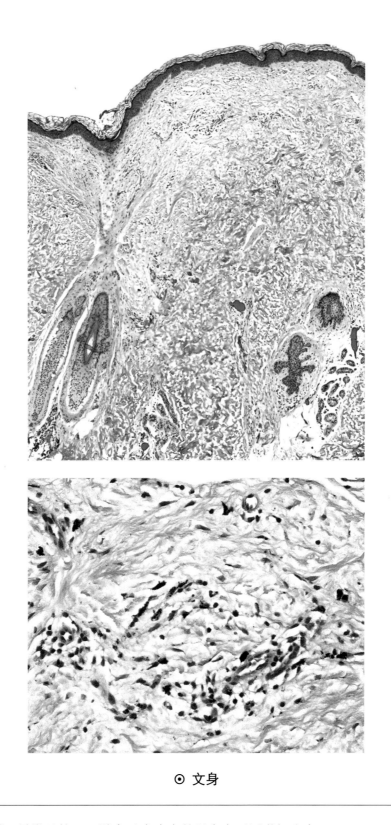

⊙ 文身

- 真皮内的黑色物质（最常见的），游离于真皮中并且存在于巨噬细胞中

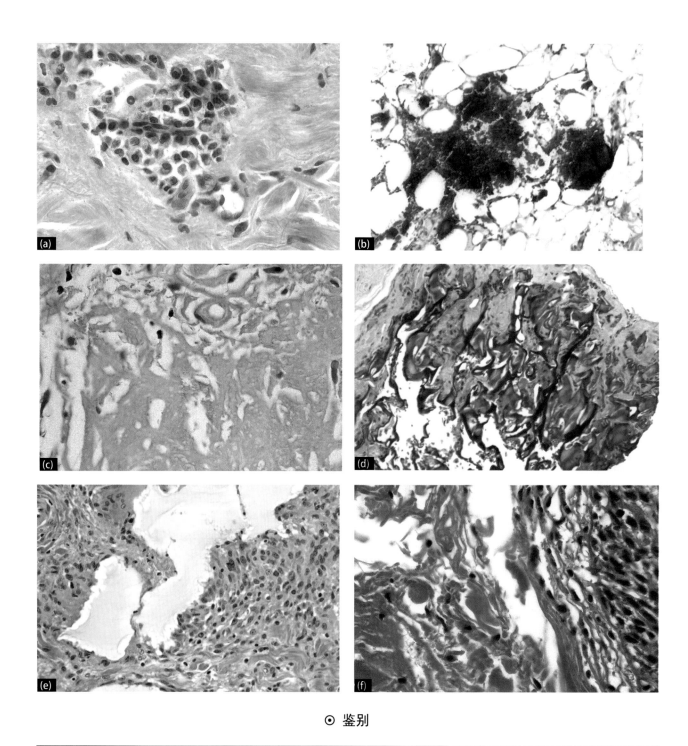

⊙ 鉴别

(a) 淀粉样变性，结节性：无定形的粉红色物质和浆细胞

(b) 真皮钙沉着：蓝紫色块状物

(c) 红细胞原卟啉病：围绕在血管周围和真皮上部的无定形的粉红色物质

(d) 凝胶海绵：蓝色条带状纤维

(e) 透明质酸：淡蓝色物质

(f) 类脂质蛋白沉积症：无定形的粉红色物质填充于整个真皮，并且通常围绕在附件周围

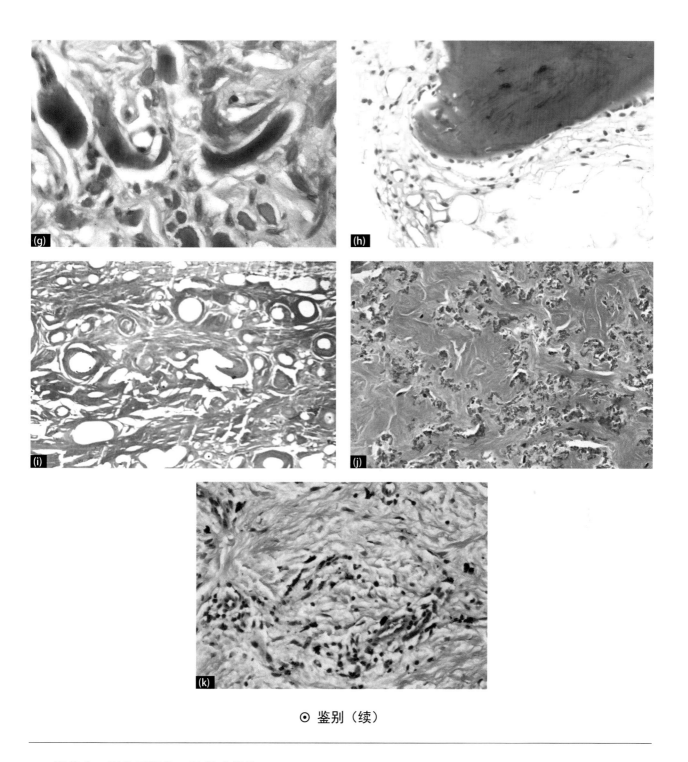

⊙ 鉴别（续）

(g) 褐黄病：褐色至橘色，呈现香蕉状

(h) 皮肤骨瘤：清晰可辨认的粉红色物质，有细胞核

(i) 石蜡瘤：像瑞士奶酪样的不规则环状空隙

(j) 弹性纤维性假黄瘤：弯曲的蓝色线状分布

(k) 文身：巨噬细胞内的黑色颗粒状物质或游离于真皮

八、脂肪坏死
Fat necrosis

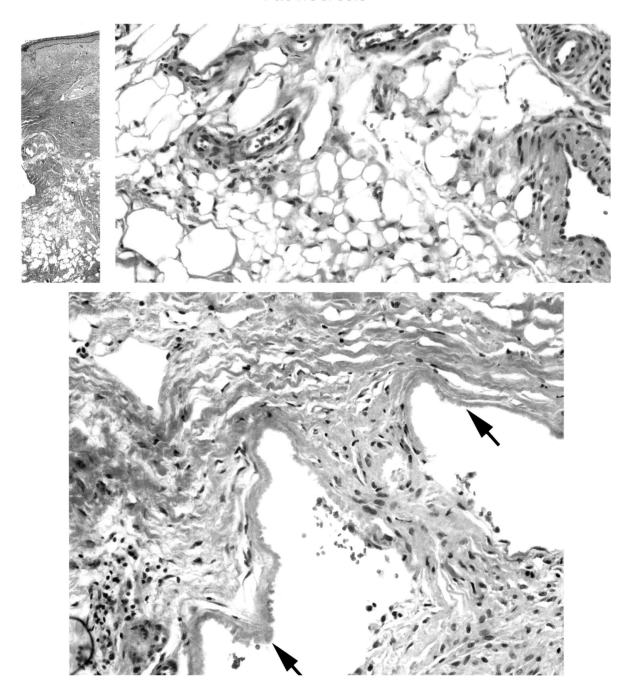

⊙ 硬化性脂肪肉芽肿

- 脂肪坏死
- 单个脂肪细胞消失，被粉红色花纹状膜取代（硬化性脂肪坏死）（箭头）

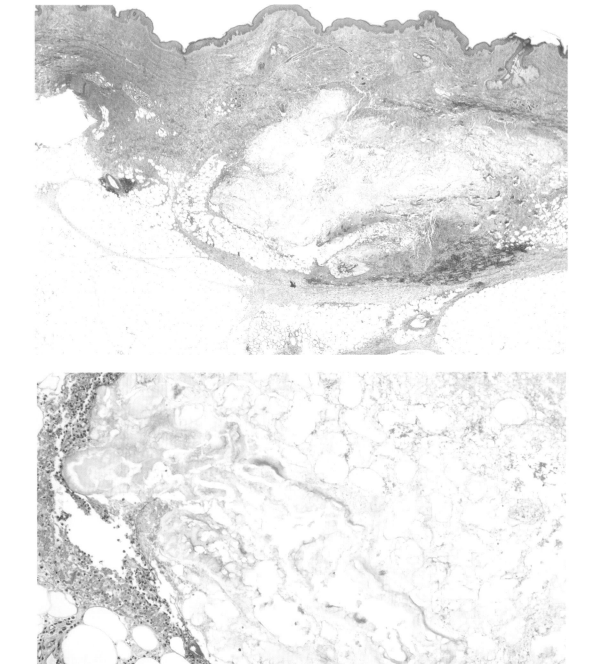

⊙ **胰腺性皮下脂肪坏死**

- 脂肪坏死
- 坏死脂肪细胞呈"鬼影样"脂肪细胞

- 钙化，中性粒细胞，嗜酸性粒细胞浸润
- 脂肪间隔血管炎

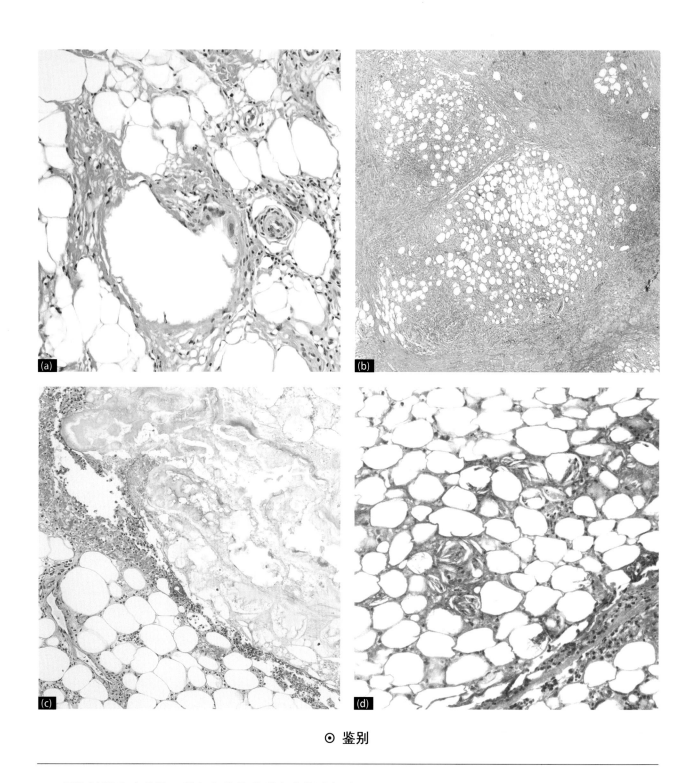

⊙ 鉴别

(a) 硬化性脂肪肉芽肿：粉红色花纹状膜取代脂肪细胞

(b) 深部狼疮：透明脂肪坏死，小叶间淋巴细胞浸润（见146页）

(c) 胰腺性皮下脂肪坏死："鬼影样"脂肪细胞坏死，钙沉着（±）

(d) 新生儿皮下脂肪坏死：针状结晶，脂肪小叶炎症细胞浸润（见148页）

第5章　颜色–蓝色

Color–Blue

一、蓝色肿瘤
Blue tumor

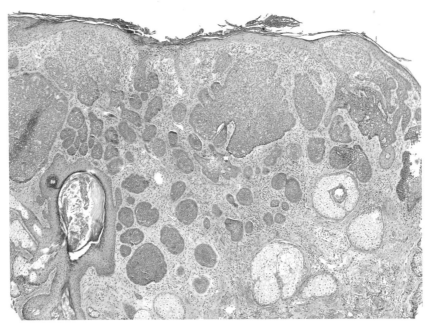

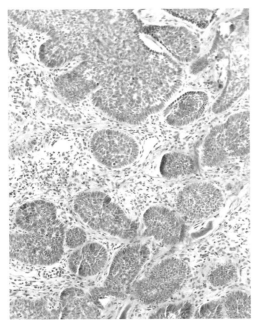
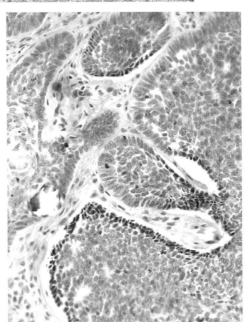

⊙ 基底细胞癌

- 蓝色肿瘤
- 周边呈栅栏状
- 团块周围有收缩间隙
- 基质呈黏液样改变
- 细胞团块可能包含核分裂象和坏死细胞

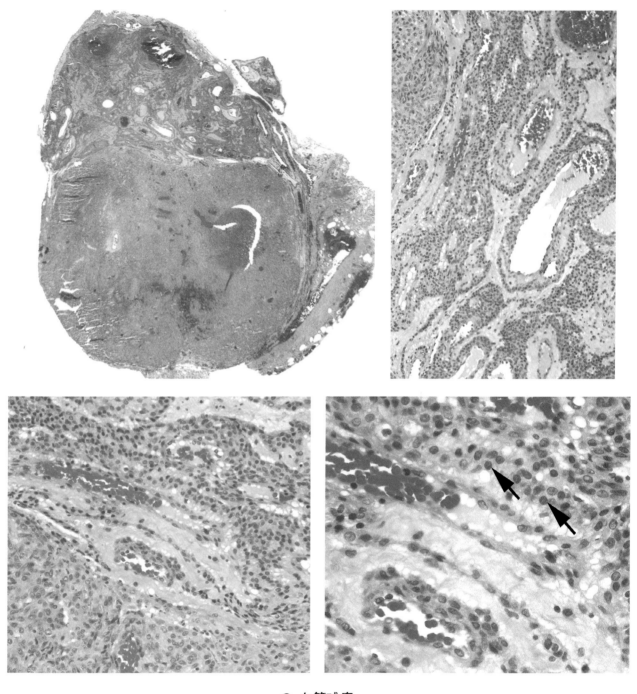

⊙ 血管球瘤

- 蓝色肿瘤
- 肿瘤由具有单核、位于中心的、圆形的细胞核的细胞（箭）组成
- 细胞围绕血管空隙

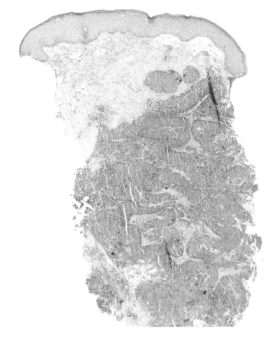

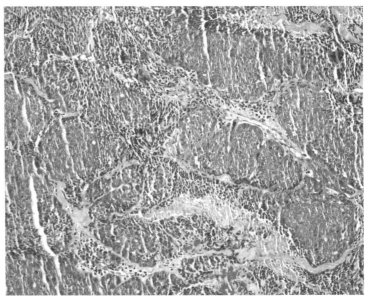

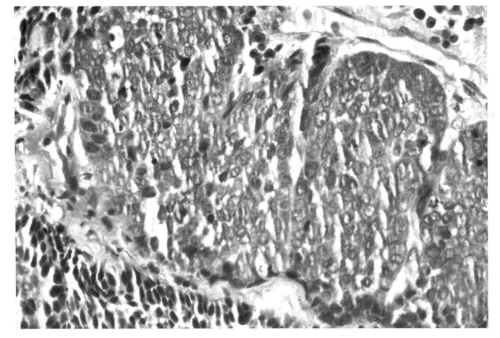

⊙ **Merkel细胞癌**

- 蓝色肿瘤
- 低倍镜下显示为小梁状或结节状模式
- 高倍镜下显示是由苍白细胞和缺乏胞质的细胞组成的肿瘤

- 细胞核看起来有"盐和胡椒粉"的感觉
- 大量分散的核分裂细胞和坏死细胞
- 细胞经常相互重叠或相互挤压

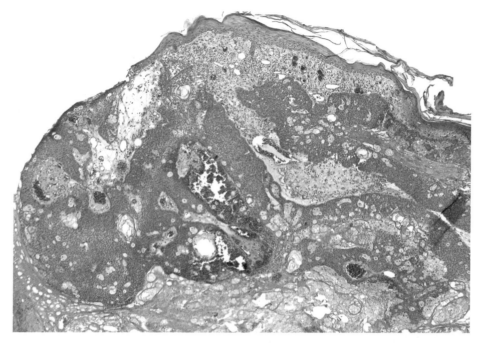

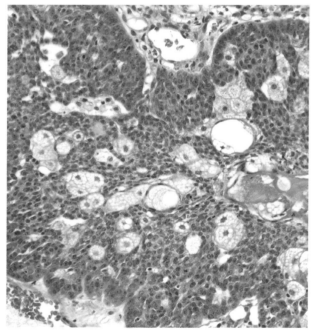 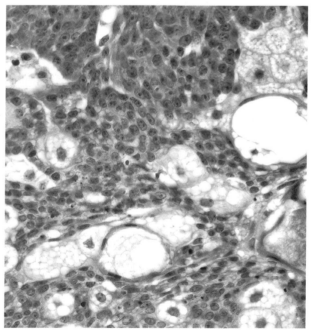

⊙ 皮脂腺上皮瘤

- 蓝色肿瘤
- 在较小的、蓝色的细胞中可见到分散的皮脂腺细胞
- 可见到皮脂腺导管
- 倾向位于表皮下方的真皮上层

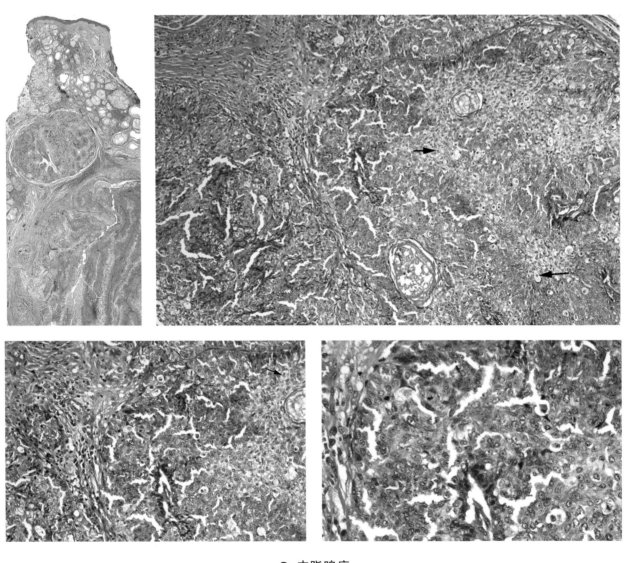

⊙ 皮脂腺癌

- 蓝色肿瘤
- 非典型蓝色细胞中的皮脂腺细胞（箭头）：皮脂腺导管或许显著

- 坏死和非典型细胞
- 浸润模式和（或）位于真皮网状层/皮下组织

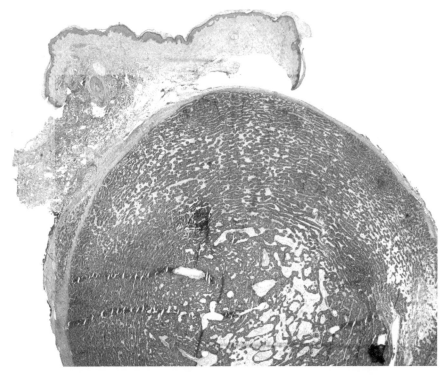

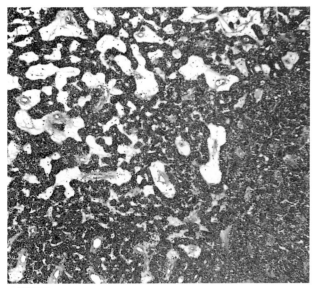
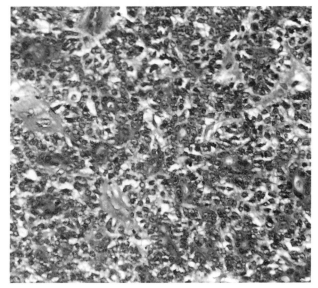

⊙ **汗腺腺瘤**

- 蓝色肿瘤
- 在表皮可见"蓝色球状"结构
- 肿瘤的团块中混有淋巴细胞和透明粉色基质

- 肿瘤由较多外周的蓝色细胞和较多中心苍白/透明细胞组成，这些细胞呈小梁状分布
- 偶尔可见导管样结构

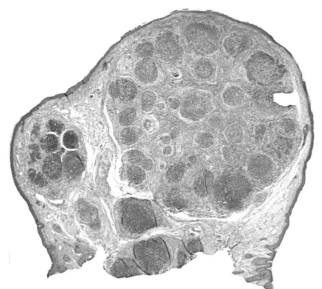
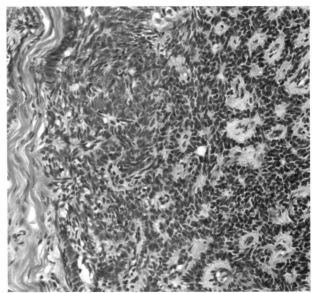
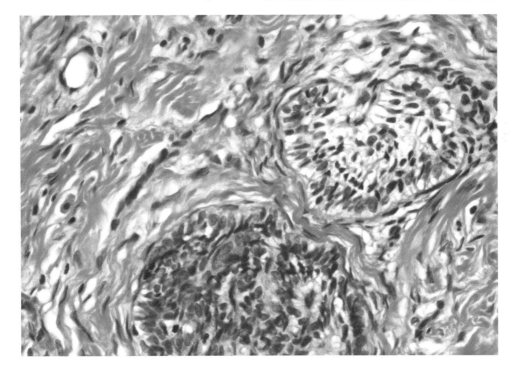

⊙ **毛母细胞瘤**

- 蓝色肿瘤
- 周边呈栅栏状
- 一般不与表皮连接
- 在整个肿瘤和正常真皮之间有明显的界限

- 与基底上皮瘤相比，嗜碱性团块低分化
- 可以看到乳头状间质细胞（真皮像小指样内陷进入嗜碱性团块中）

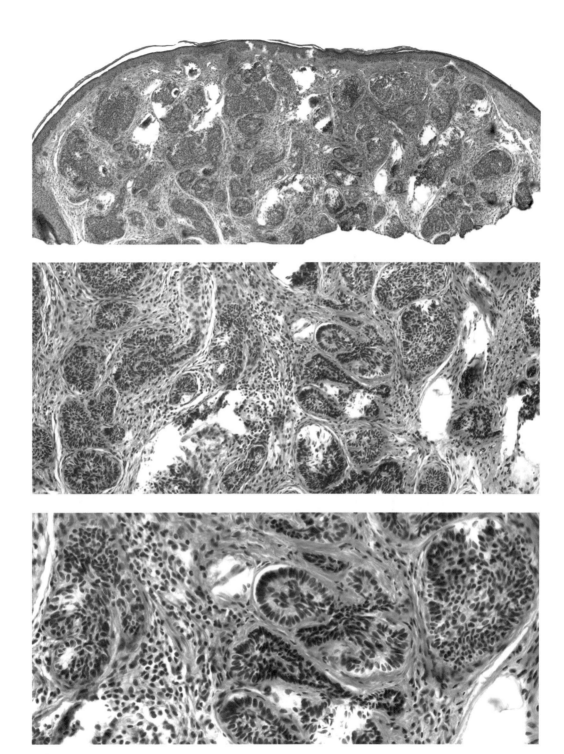

⊙ 毛发上皮瘤

- 蓝色肿瘤
- 通常与表皮连接
- 外周呈栅栏样的葡萄状叶状细胞或网状岛状嗜碱性细胞
- 纤维基质
- 纤维基质和正常真皮边界存在间隙
- 可见乳头间质小体

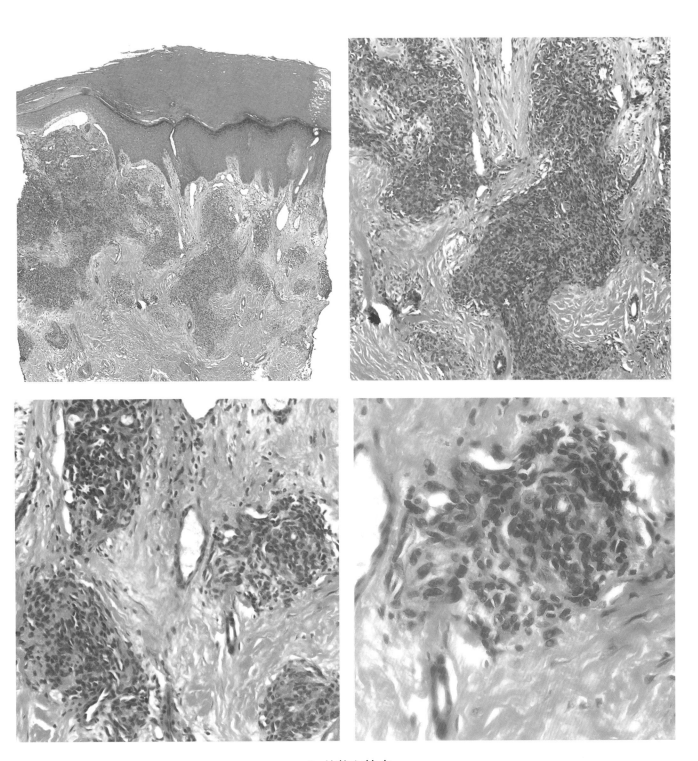

⊙ 丛状血管瘤

- 蓝色肿瘤
- 管腔中含红细胞的毛细血管紧密排列，形成真皮中细胞团（炮弹样）
- 可以在细胞团周围看到裂隙（淋巴区）
- 可能类似卡波西血管内皮瘤（通常是一个更深、更大的肿瘤）

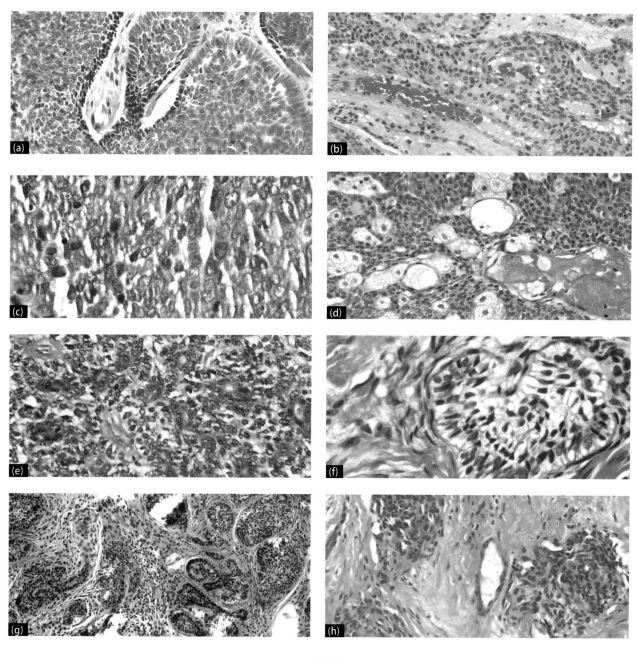

⊙ **鉴别**

(a) 基底细胞癌：周边呈栅栏状，蓝色团块和基质之间存在收缩间隙

(b) 血管球瘤：圆形单核细胞

(c) Merkel 细胞癌：细胞核上像撒了盐和胡椒粉

(d) 皮脂腺上皮瘤：蓝色的细胞间散在皮脂腺细胞

(e) 汗腺腺瘤：两种细胞类型——苍白色和蓝色

(f) 毛母细胞瘤：外周栅栏状，乳头状间质细胞

(g) 毛发上皮瘤：具有外周栅栏状边缘的葡萄状小叶状细胞，纤维基质

(h) 丛状血管瘤：管腔中含红细胞的毛细血管紧密排列，形成真皮中细胞团（炮弹样）

注意： 一些病理学家认为，毛发上皮瘤是毛母细胞瘤的一种变异

二、黏蛋白和腺体或导管
Mucin and glands or ducts

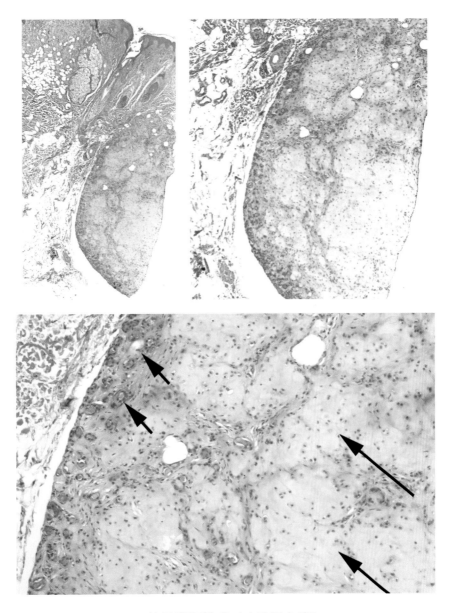

⊙ 软骨样汗管瘤（皮肤混合瘤）

- 蓝粉红色的软骨样区（长箭）和类似于导管样空隙（短箭）
- 边界清楚

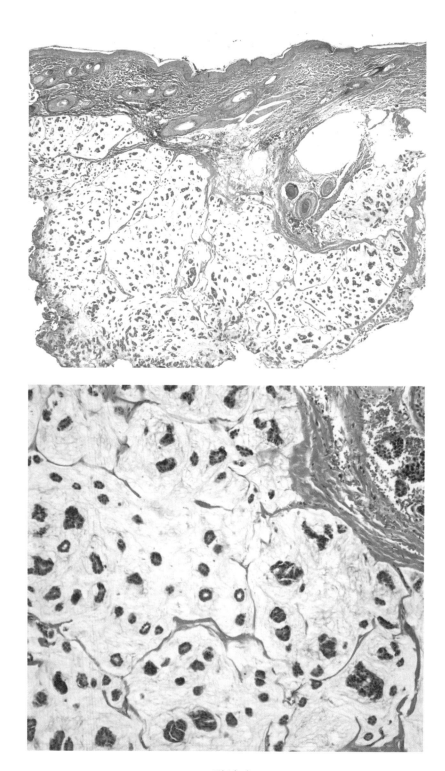

⊙ 黏液癌

• 黏蛋白湖
• 在黏蛋白湖中心，有一些具有多变的导管分化的上皮岛

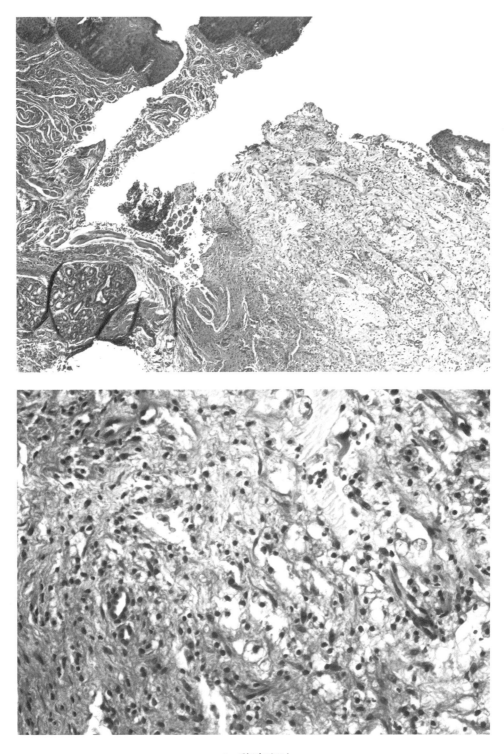

⊙ **黏液囊肿**

- 黏蛋白
- 黏液通常被巨细胞包绕
- 可以看到黏膜上皮和（或）小的唾液腺

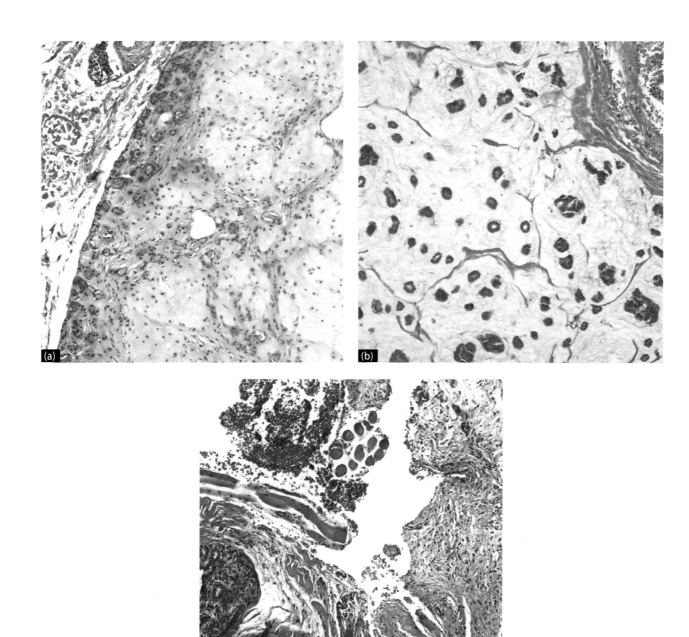

⊙ 鉴别

(a) 软骨样汗管瘤：边界清楚的蓝粉红色软骨区，包含导管样空隙
(b) 黏液癌：含有上皮细胞岛屿的黏液池
(c) 黏液囊肿：周围纤维化/炎症细胞包绕的黏液池；与唾液腺相邻

三、黏蛋白
Mucin

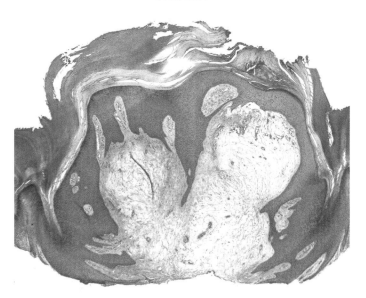

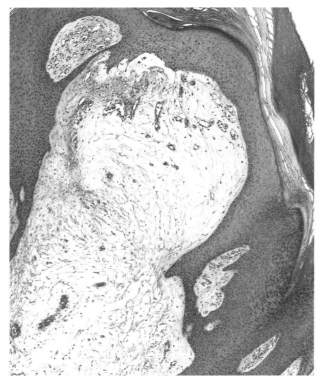
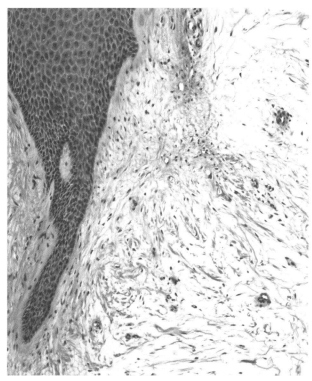

⊙ **指/趾黏液样囊肿**

- 界限清楚的黏蛋白（呈蓝色，花边样外观）
- 肢端皮肤
- 不是真正的囊肿（没有内衬上皮）

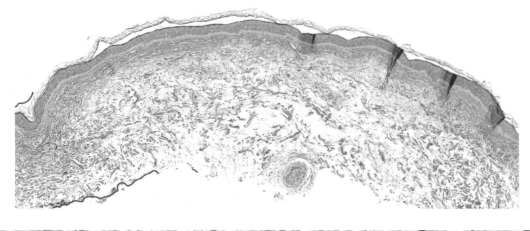

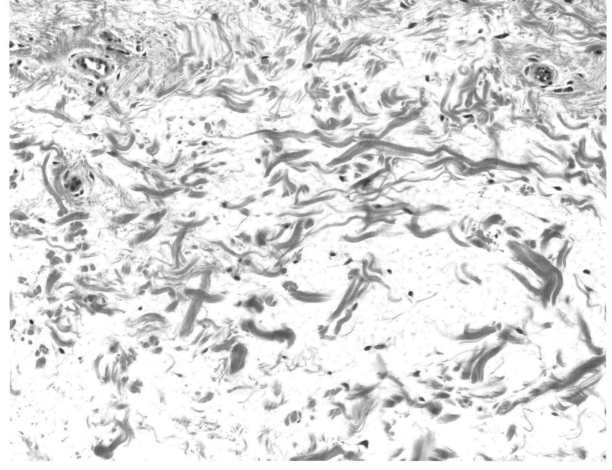

⊙ 皮肤局灶性黏蛋白沉积症

- 边界清楚的黏蛋白和星状成纤维细胞
- 不位于肢端

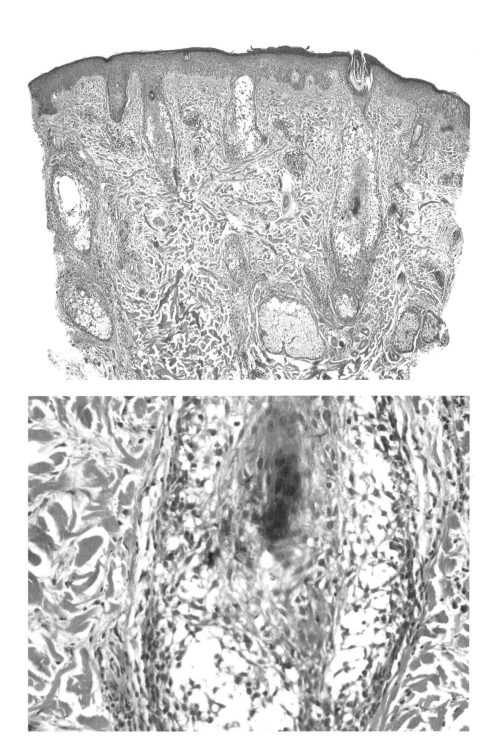

⊙ 毛囊黏蛋白病

- 毛囊内黏蛋白沉积

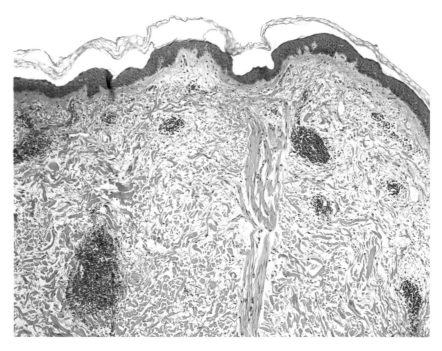

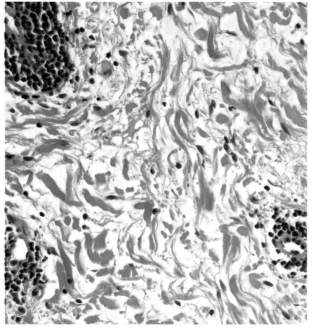
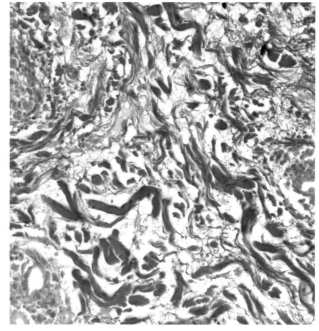

⊙ 肿胀性狼疮

- 胶原束之间的黏蛋白沉积
- 血管周围淋巴细胞浸润
- 黏蛋白胶体铁染色（或其他黏液染色）阳性，如右下方图片所示
  来源：病例由 Whitney High, MD, JD惠赠

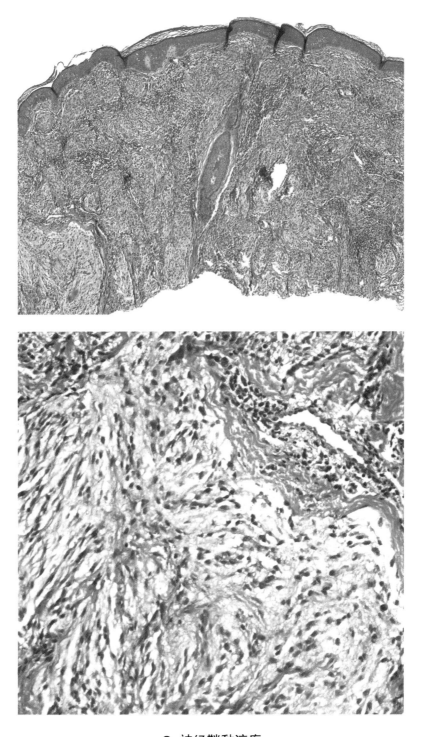

⊙ 神经鞘黏液瘤

• 梭形细胞形成的结节状团块中黏蛋白沉积

• 结节由纤维分隔

注意： 有丰富的黏蛋白的皮损可能代表着成熟神经鞘黏液瘤

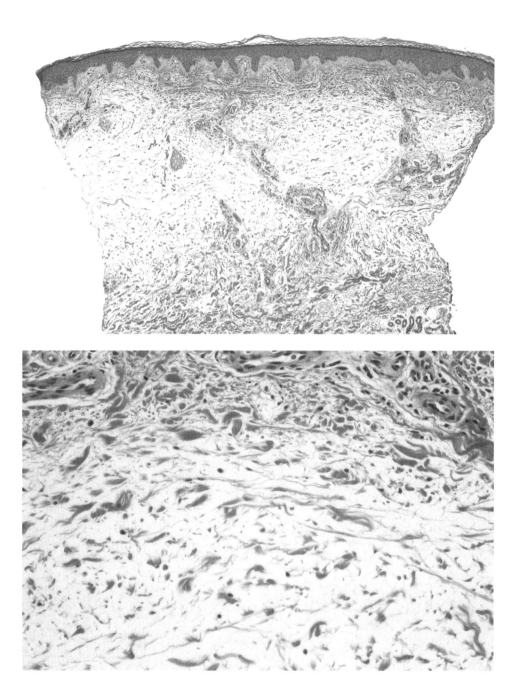

⊙ 胫前黏液性水肿

• 黏蛋白贯穿整个真皮（使得真皮乳头层分离）

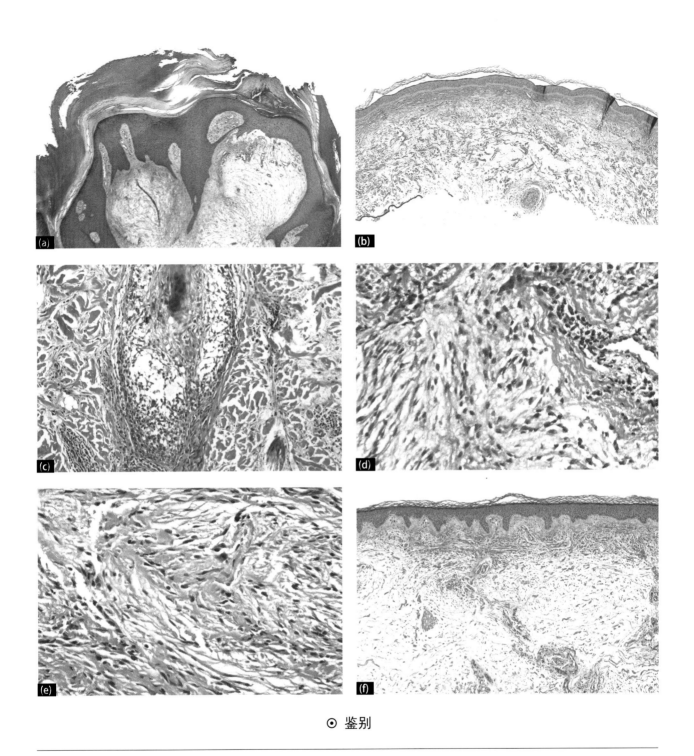

⊙ 鉴别

(a) 指/趾黏液囊肿：肢端部位

(b) 皮肤局灶性黏蛋白沉积症：非肢端部位

(c) 毛囊黏蛋白病：毛囊内的黏蛋白沉积

(d) 神经鞘黏液瘤：小叶由梭形细胞或者上皮样细胞组成，细胞散布于黏液样基质中。

(e) 结节性筋膜炎：在黏液样基质背景中可见细长的"组织培养"细胞（见170页）

(f) 胫前黏液性水肿：黏蛋白位于真皮网状层

第6章　颜色–粉色
Color–Pink

Dermatopathology: Diagnosis by First Impression, Third Edition. By Christine J. Ko and Ronald J. Barr.

© 2017 John Wiley & Sons, Ltd. Published 2017 by John Wiley & Sons, Ltd.

相关网址: www.wiley. com/go/ko/dermatopathology3e

一、梭形细胞构成的粉色球样结构
Pink ball of spindle cells

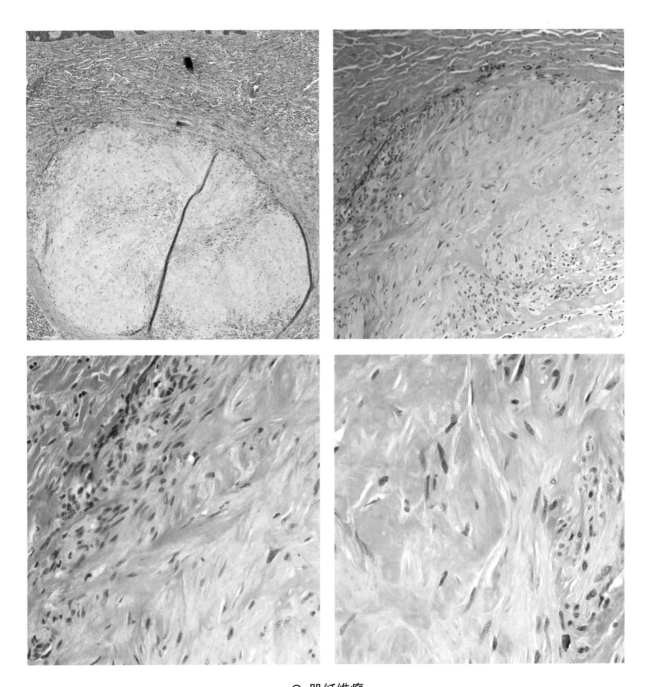

⊙ 肌纤维瘤

- 梭形细胞构成的粉色球样结构（肌成纤维细胞）
- 有些核类似于雪茄形状的平滑肌细胞
- 有些核类似于成纤维细胞，与粉色胶原紧密相关

- 血管增多，特别是在粉色球周围

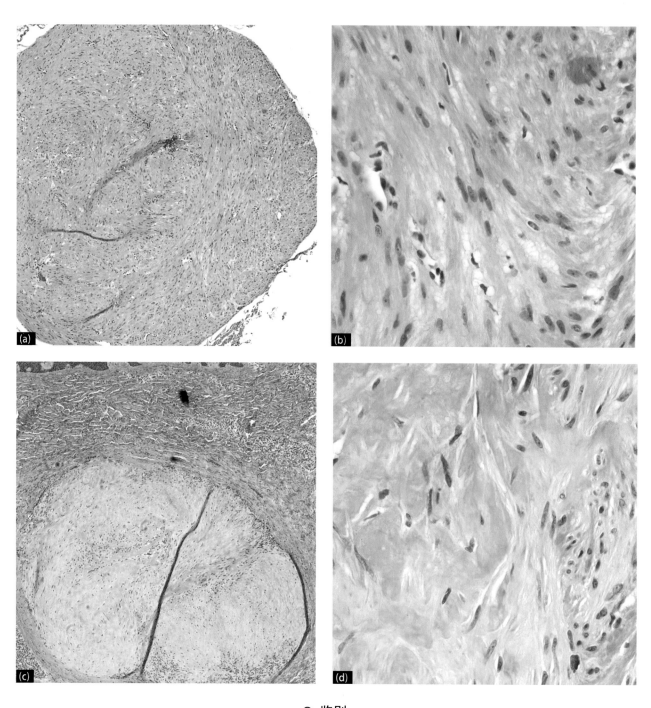

⊙ **鉴别**

（a，b）血管平滑肌瘤：平滑肌细胞富含细胞质，核周空泡，血管弥散分布（见178页）

（c，d）肌纤维瘤：细胞类似于成纤维细胞和平滑肌细胞，外周绕以血管

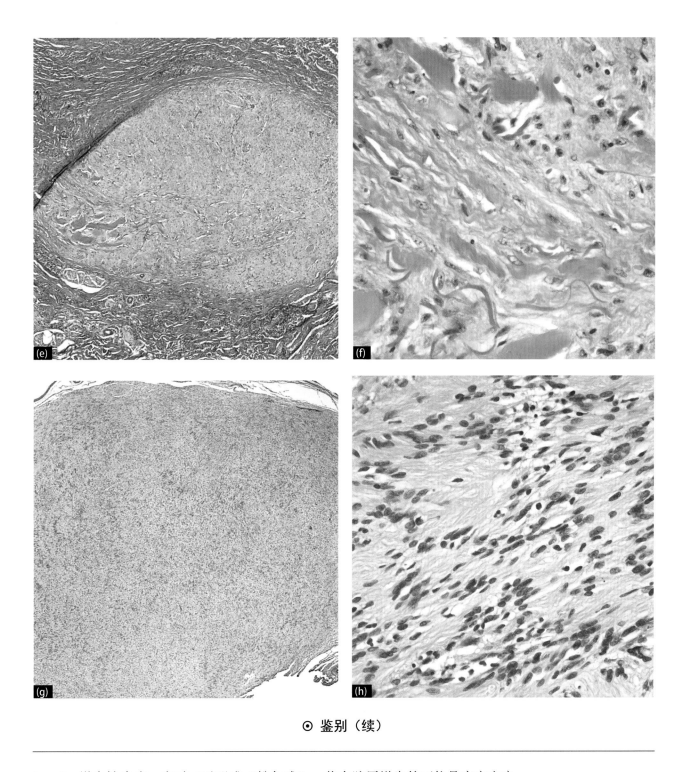

⊙ 鉴别（续）

(e，f) 增生性瘢痕：有时可以形成"粉色球"；伴有胶原增生的可能是瘢痕疙瘩

(g，h) Schwann细胞瘤（神经鞘瘤）：被包绕的粉色球；细胞薄且细长；Verocay小体和黏液区清晰可见
（见174页）

二、粉色物质
Pink material

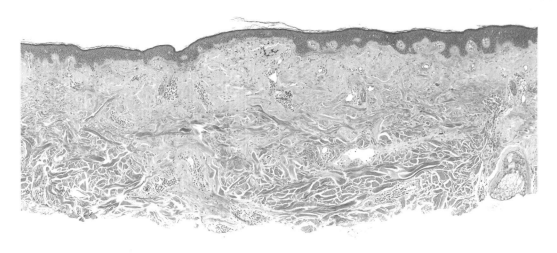

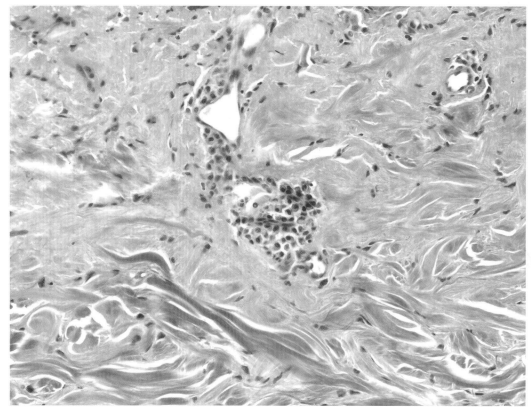

⊙ 淀粉样蛋白

- 真皮上层无定形粉色物质
- 浆细胞

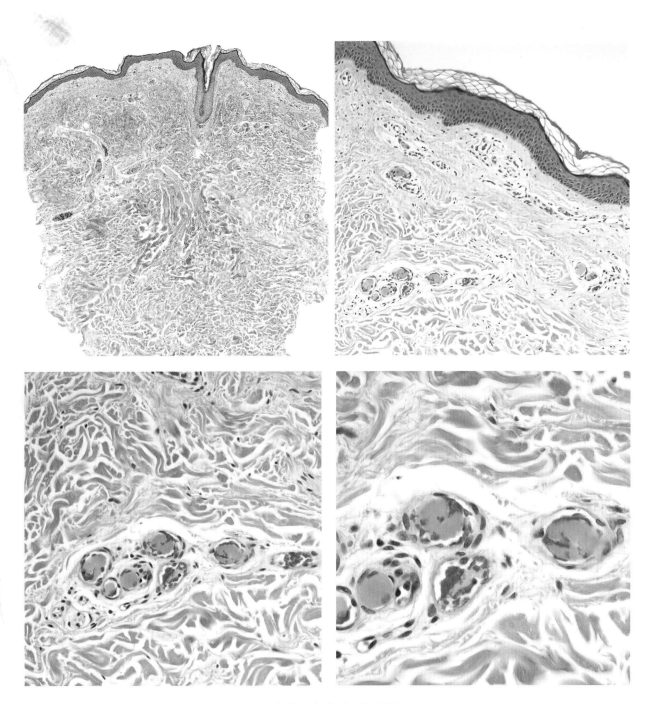

⊙ **冷球蛋白血症（Ⅰ型）**

- 血管内玻璃样、平滑的粉色物质
- 极轻微的炎症

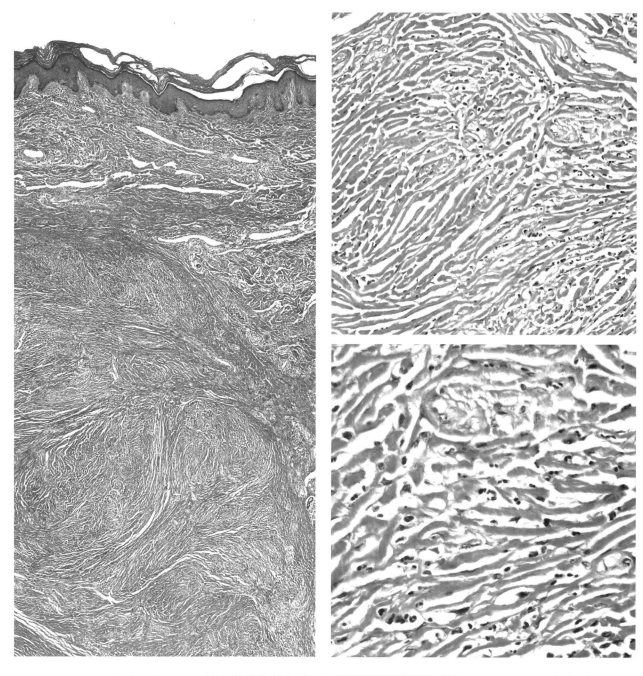

⊙ 持久性隆起性红斑（细胞外胆固醇沉积症）

- 真皮内粉色物质伴裂隙（晚期皮损）
- 晚期可见中性粒细胞散在分布浸润以及显著的纤维化和"胆固醇裂隙"

- 变性的胶原周围（早期皮损）可见中性粒细胞栅栏状排列及核尘
- 血管壁肿胀及纤维蛋白沉积（早期皮损）

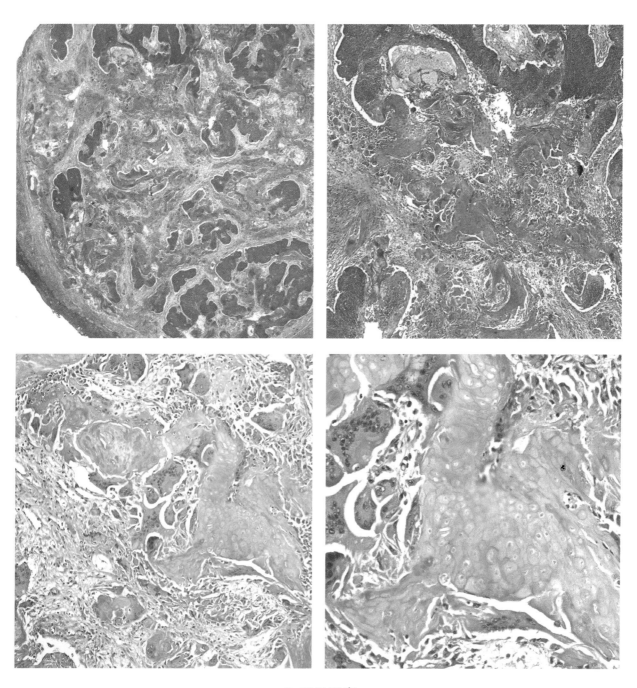

⊙ 毛母质瘤

- 粉色物质及胞核内核影，可以形成"奶油糖果样"颜色（"毛母质角蛋白"）
- 基底细胞（少见）

- 可以出现钙化或骨化
- 常常可以看见巨细胞

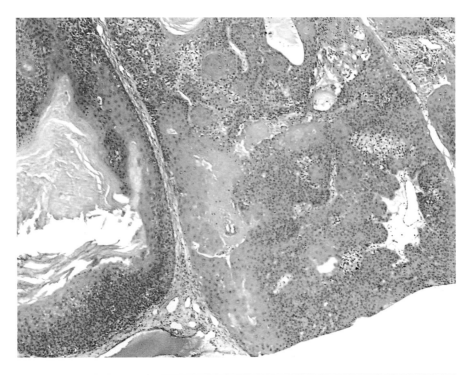

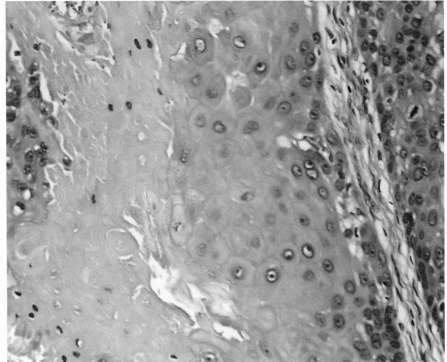

⊙ 增殖性毛发瘤

- 粉色物质是致密角蛋白
- 无颗粒层的复层鳞状上皮（向外毛根鞘分化）

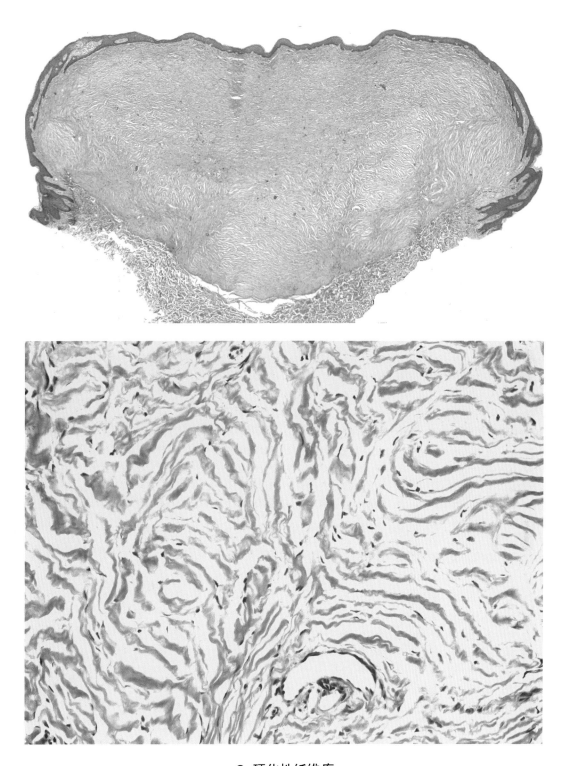

⊙ **硬化性纤维瘤**

- 粉色物质以孔状或裂隙样方式排列
- 透明的、无细胞结构的胶原

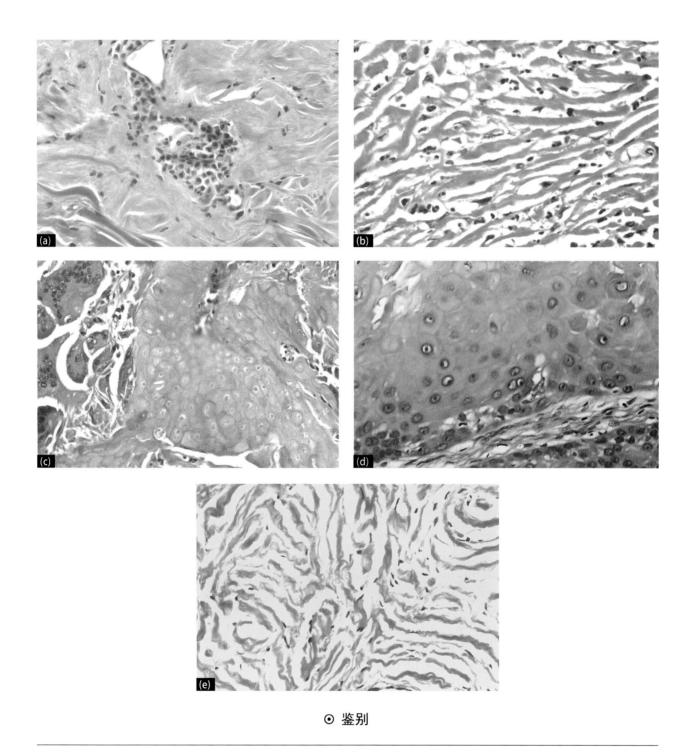

⊙ 鉴别

(a) 淀粉样蛋白：无定形粉色物质，浆细胞

(b) 持久性隆起性红斑（晚期阶段）：有裂隙的纤维化和散在分布的中性粒细胞

(c) 毛母质瘤：巨细胞、基底细胞

(d) 增殖性毛发瘤：致密的粉色角蛋白，角蛋白和上皮细胞之间无颗粒层

(e) 硬化性纤维瘤：硬化胶原束之间有裂隙

三、粉色真皮
Pink dermis

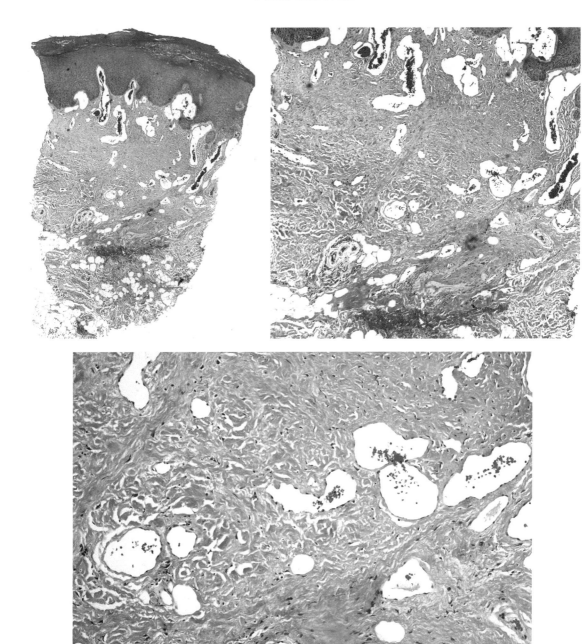

⊙ **放射性皮炎**

- 粉色真皮
- 真皮内不典型的畸形的成纤维细胞
- 内皮细胞肿胀伴有血管扩张
- 附属器结构是存在的

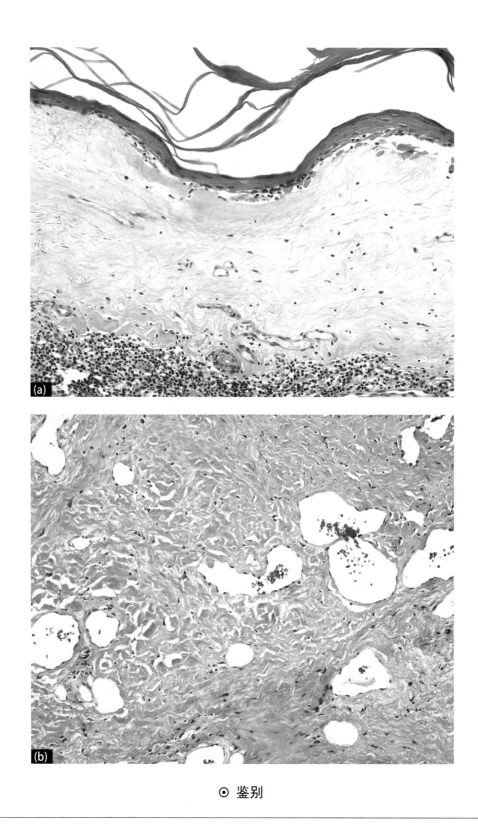

⊙ 鉴别

(a) 硬化萎缩性苔藓：真皮浅层可见均一红染带，下方炎症细胞浸润（见115页）

(b) 放射性皮炎：粉色真皮内有血管扩张；高倍镜下可见不典型成纤维细胞

四、表皮坏死
Epidermal necrosis

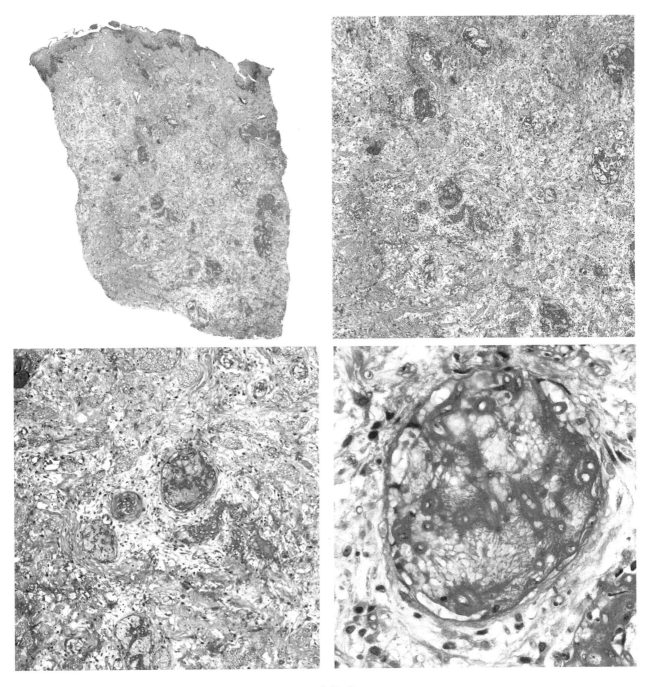

⊙ 曲霉病

- 表皮和真皮坏死
- 血管坏死伴红细胞外渗，可见有分隔、分支的真菌菌丝

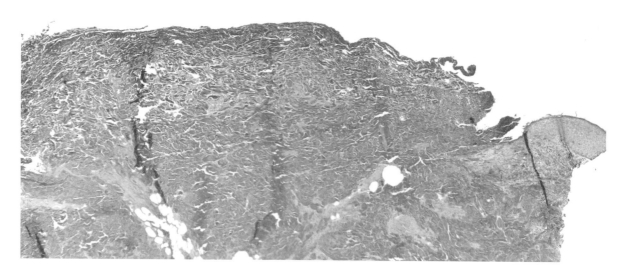

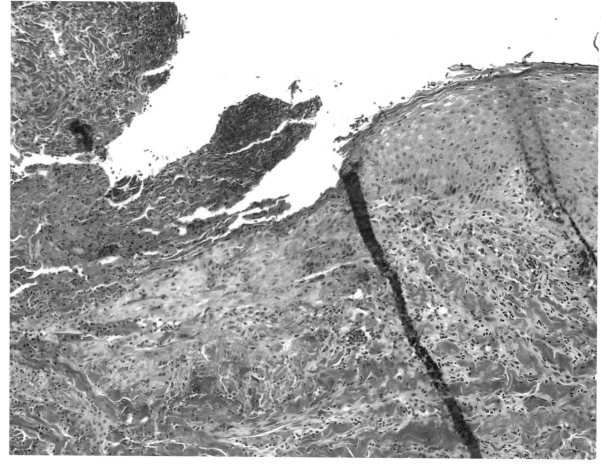

⊙ 烧伤

- 表皮坏死伴不同类型真皮改变
- 表皮反向染色（浅部比深部嗜碱性更明显）
- 非炎症性的急性期皮损

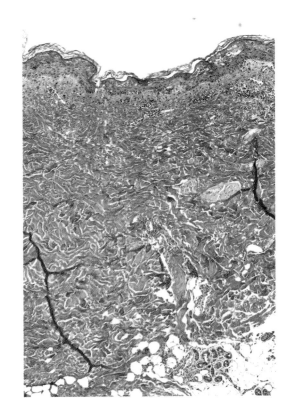

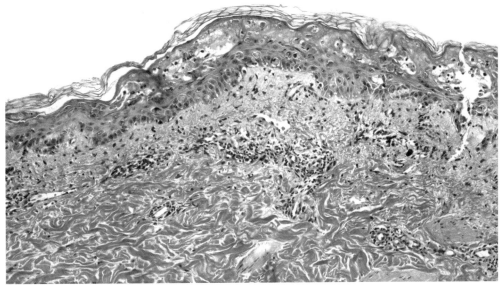

⊙ 多形红斑

- 网篮样角质层下方的表皮坏死

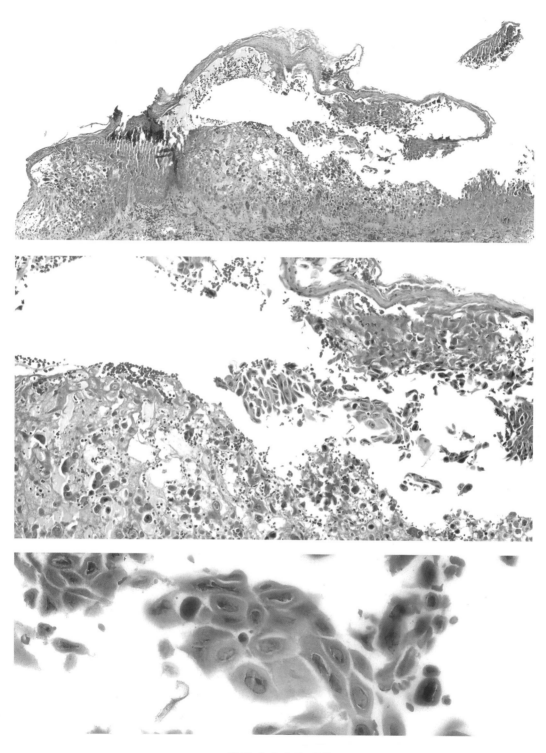

⊙ 单纯疱疹病毒感染

- 表皮坏死伴棘层松解细胞和多核细胞
- 滤泡坏死可为诊断线索

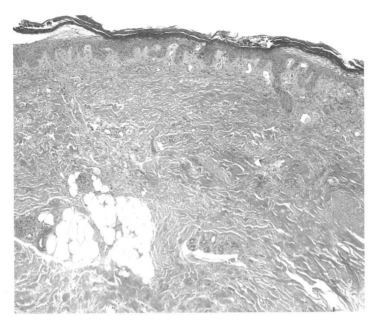

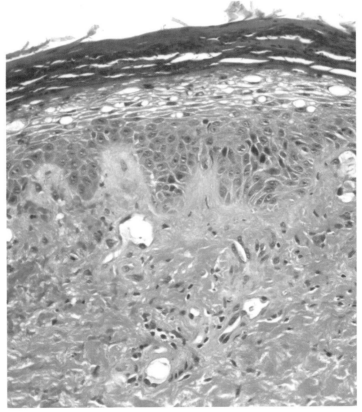

⊙ 脚营养缺乏症（锌缺乏症、肠病性肢端皮炎、必需脂肪酸缺乏症）

- 角化不全，下方苍白变性或表皮坏死
- 基底层相对正常
- 炎症不明显
- 在坏死松解性游走性红斑中可见到类似改变

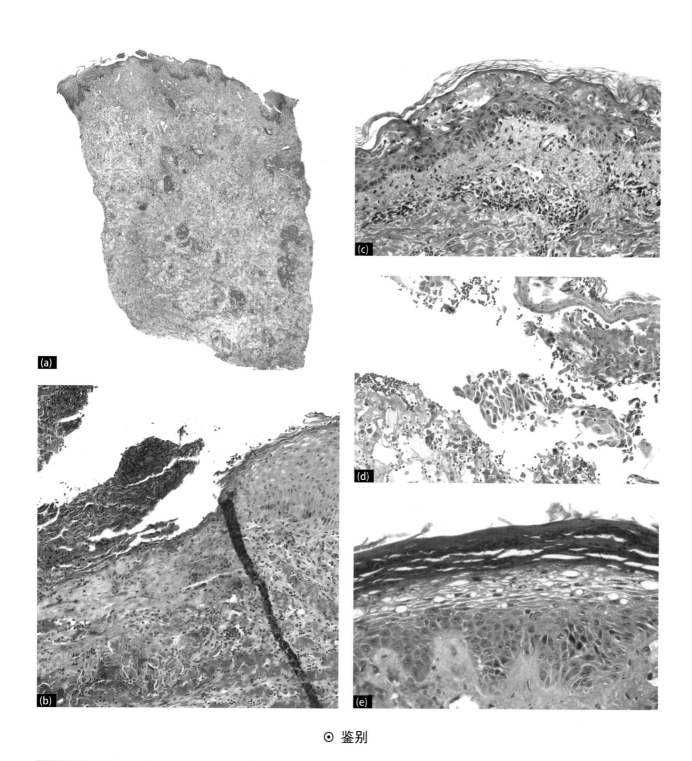

⊙ 鉴别

(a) 曲霉病：表皮和真皮坏死及真菌所在部位的血管破坏

(b) 烧伤：表皮坏死，与正常皮肤有明显的界限

(c) 多形红斑：网篮状角质层，凋亡的角质形成细胞

(d) 单纯疱疹病毒感染：棘层松解，胞质深染的多核细胞（边缘化）

(e) 营养缺乏症：表皮坏死上方角化不全，基底层常常不受累

相关阅读推荐

全 国 各 大 书 店 、 网 上 书 店 均 有 销 售

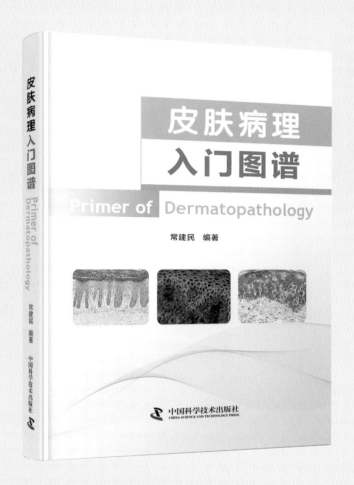

《皮肤病理入门图谱》
编著　常建民
定价　198.00元

　　编者在收集、整理其近20年皮肤病理图片的基础上，反复推敲、雕琢，遴选出典型、清晰、精美的皮肤结构正常图片、病理改变图片，以及常见皮肤病病理图片480余幅，并配以简明、精练的文字说明，编撰成本书。

　　本书既可作为皮肤病专业研究生、专科医师再教育培训教材，或皮肤科住院医师、主治医师自学阅读材料，也可作为病理专科医师参考读物。

相关阅读推荐

全 国 各 大 书 店 、 网 上 书 店 均 有 销 售

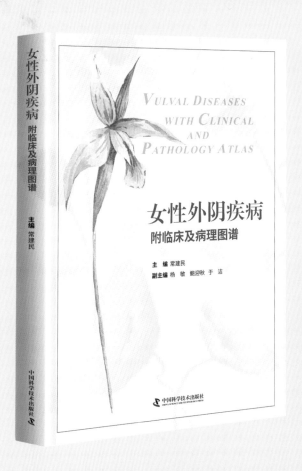

《女性外阴疾病：附临床及病理图谱》
主编　常建民
定价　158.00元

　　本书针对女性外阴60余种疾病的病因、临床表现、病理学特征、诊断与鉴别、治疗，进行了详细阐述，并将编著者经过反复推敲、遴选的223幅女性外阴疾病的临床及病理图片进行了精准分析和点评。

　　本书编写文字力求精练、简明，图片遴选清晰、精美、典型，可供皮肤病专业研究生、皮肤科专科医师、妇产科专科医师阅读参考，也可作为其培训基地的学习培训教材。